咳嗽从状态论治

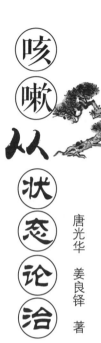

唐光华　姜良铎　著

中国中医药出版社

·北　京·

图书在版编目（CIP）数据

咳嗽从状态论治 / 唐光华，姜良铎著 . —— 北京：
中国中医药出版社，2018.4（2022.5 重印）
ISBN 978-7-5132-4733-7

Ⅰ . ①咳… Ⅱ . ①唐… ②姜… Ⅲ . ①咳嗽 – 中医治
疗法 Ⅳ . ① R256.11

中国版本图书馆 CIP 数据核字（2017）第 330817 号

中国中医药出版社出版

北京经济技术开发区科创十三街 31 号院二区 8 号楼
邮政编码　100176
传真　010-64405721
三河市同力彩印有限公司印刷
各地新华书店经销

开本 880×1230　1/32　印张 9.25　字数 208 千字
2018 年 4 月第 1 版　2022 年 5 月第 3 次印刷
书号　ISBN 978 – 7 – 5132 – 4733 – 7

定价　38.00 元
网址　www.cptcm.com

服 务 热 线　010-64405510
购 书 热 线　010-89535836
维 权 打 假　010-64405753

微信服务号　zgzyycbs
微商城网址　https://kdt.im/LIdUGr
官 方 微 博　http://e.weibo.com/cptcm
天猫旗舰店网址　https://zgzyycbs.tmall.com

如有印装质量问题请与本社出版部联系（010-64405510）

唐序

从《素问·咳论》提出"五脏六腑皆令人咳,非独于肺也",到咳嗽中医治疗方案写入中国2015版《咳嗽的诊断与治疗指南》中,无论中医学还是现代医学,仍有很多咳嗽相关的机制、诊断和治疗等问题要去解决。咳嗽可谓一个古老而弥新的临床课题。

作为一个症状性病证,咳嗽的病因病机复杂,内外相感,脏腑相关,不仅个体差异性显著,又与心理、情志、饮食、环境等密切相关。咳嗽临床疗效及预后同样差异巨大,故有"咳嗽难医"之说。

笔者自一九九五年起跟师姜良铎教授,先后完成硕士学位论文和博士学位论文。从学习到临证实践的二十余年来,始终以咳嗽辨治作为主攻方向之一。从最初策划撰写咳嗽专著到如今完稿,不知不觉已十五年,回想起来颇多感慨。

本书以"状态辨治"立论。理解状态易,临证却不易,正所谓"知易行难"。十余年来,反复揣摩,多方实践,从天人合一的维度,用《易经》象思维思想,理解"状态"与"证"的关系,从而实践了咳嗽从状态辨治的知行结合。

医者临证辨治咳嗽状态,当知"可为"及"不可为"——中医疗效如何?效在何处?不效又在何处?医者应当把患者还原于其成长及患病的时空环境中,站在"天人合一"的高度,遵循以疾病和个体相结合、外感与内伤相结合、定性与定量相结合等原则，实现咳嗽状态的识别和干预。

十余年来，撰写工作多次因感悟不深、积累不足而中断，所幸最终坚持下来，点滴汇集，最终完稿。欣慰之余，自知不足尚多，错漏难免，希冀读者斧正。

也借此谈谈自己学习中医的一点体会。选择中医，离不开父亲的影响，儿时看父亲采药、制药、配方、治病，只觉好玩，渐渐长大，从医成为人生的目标，高考时报考了北京中医药大学首届中医学七年制专业。有幸遇到恩师姜良铎教授，一直跟随老师学习并实践至今。作为中医人，这些年不断探索、实践、思考中医，有所获也有所惑。古人云：医者易也，易者象也。初学时，实不能理解；年近不惑之后，方渐理解中医阴阳之道的临床实践路径，也算是摸进了中医的大门。

笔者初学中医之时，走的是由今及古、由近及远的非经典自创路径。从新中国成立后北京四大名医的医案、著作入手，如《章次公医案》《施今墨药对》等，再到明清医家专著，如叶天士《临证指南医案》《金匮要略心典》等。反复精读的案头书则是《医学衷中参西录》。学《黄帝内经》只熟读一些精要论述，其余则不求甚解；把《伤寒论》当医案读，仅重视桂枝汤、小柴胡汤等核心用方。按照现代的一种说法，即重视碎片化知识，从局部入手，从底层入手。另一方面，喜欢用现代疾病的病理生理机制来解读中医病证，由现代药理药效来解读中药及复方功效。从中医传统学习方法来看，自己学习中医简直是盲人摸象，缘木求鱼。

近年来开始用整体观、象思维来思考这些碎片化知识，尤其是长期中西医结合救治急危重症患者，观察了大量的患者死亡过程。在全程参与患者的生死阴阳离决过程中，重新审视疾病、思考患者、理解医者，终于对中医之道有所悟，明白了从时空、医患的角度看状态与趋势，很多惑也就明了。绕了一个大圈，终于体会到了"看山是山，看山不是山，看山还是山"的意境。

在本书出版之际，感谢一路陪我成长的患者，感谢启蒙并指导我学习中医的父亲、恩师，我将继续努力，为继承和发扬中医尽微薄之力！

唐光华

二零一七年五月于广州

姜序

愚幼承家学，继祖父业药材公司之

作三年，由此而至陕西中医学院，即今陕西

中医药大学，师从我国著名老师、

张学文教授，获中国首届中医学硕士学

位。一九八三年考取北京中医学院，即今北京

中医药大学，首届博士研究生，师从中

国工程院院士董建华教授，毕竟于一九八六

年获中國首屆中醫博士學位。是
為中國內科熱病专业第一位博士。当年获
國家院学位委員會國家教委國家
劳动人事部联合授予有突出贡
献的中國博士学位获得者荣誉称
号。其童达立十载,深感國醫學醫道
博大之眼难,大道至简,领悟不易
知行合一,必做心悟神會。

古人云伤寒易治，咳嗽唯医，由今观之，此

症似简实繁，且易且难，天人一体，内外相成，

脉附均应，医者易之，易者相之，观象识态，

循病证而索理，知其本深乃能得其治要。

思启湘态之说，吾徒扬之，师徒合作，闻

悟咳嗽从状态辨治之理，注本方，其舒歧其生

命事济世乃苏怀之愿，与同道共勉之。

在闽名老中医药专家姜良铎偶永之作堂

目录

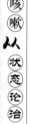

第一章　咳嗽从状态辨治总论

第一节　循病识态说

一、循病识态相关概念

1. 健康与疾病

健康是指人在身体、精神和社会等方面都处于良好的状态。疾病则是对人健康状态的偏离。人体是开放的复杂巨系统，健康与疾病正是人体系统不同时刻的状态表现。

2. 状态与趋势

状态是系统科学常用而不加定义的概念之一，指系统中那些可以观察和识别的状况、态势、特征等。状态是刻画系统定性性质的概念，能够正确区分和描述这些状态，就算把握了系统。

趋势又称态势，是指事物发展的动向。任何事物都不是绝对静止的，而是处于不断发展变化中。人体的整个生命过程就处于健康与疾病两种状态趋势的相互转化中，常常用生理状态和病理状态去描述。

人无时无刻不处于变化的时空环境中。从时间长轴来看，"生、长、壮、老、已"是人的生理状态演变大趋势，是生理趋势的基本规律。从时空宏观层面来看，人体总是尽量趋向于维持"阴平阳秘"自稳态的生理趋势。在"天人合一""天人相感"的机制下，人体又无时无刻不受到天、地、人相关因素（季节气候、四时昼夜、地域水土、社会心理等）的影响，形成人体（开放复杂巨系统）的自我修复之势（阴平阳秘）与生老衰亡之势相结合的波动螺旋之势。

从个体层面来看，人体五脏系统又趋于保持各自的生理趋势，气机升降出入形式下，组成类似后天八卦圆周运动趋势，以维持正常的生理功能。如肺系之"势"，生理上表现为宣发、肃降；心系之"势"，生理上表现为通达、节治；肝系之"势"，生理上表现为升发、疏泄；脾系之"势"，生理上表现为升清、降浊、运化；肾系之"势"，生理上表现为封藏、气化、纳气等。五脏之间有又相互关联，维持人体系统的稳定健康状态。

现代医学认为，疾病是在人体遗传系统存在疾病基因或环境刺激因素等的作用下导致生命机能发生有害改变，引发代谢、功能、结构、空间、大小的变化，表现为症状、体征和行为的异常。人体吐故纳新与外界相通，内生和外来的各种致病因素不断对人体系统产生冲击，形成健康、亚健康、疾病等不同状态并相互转化，从而形成各种病理趋势。

3. 循病识态

疾病的规律性、病因的多样性和个体的差异性决定了临床病理趋势发展的复杂性。一方面，每一种可识别与归类的疾病有着共性的病理生理机制，临床表现出其演变规律或者发展趋势，此为病之规律。虽存在不同个体和人群易感性的不同，但一旦发病，多能表现出疾病的共性特征而被识别，其共同的发病机制也决定了大致相同的干预策略，这正是临床循病辨治的基础所在。另一方面，由于病因的多样性和个体的差异性，病理趋势表现为多样性，并受个体差异性的影响而复杂化，而表现为"同病异证"，这正是个体化状态辨识的根源所在。

临床大致可分为以疾病群体规律性主导的病理趋势和以个体差异性凸显的病理趋势两类。前者趋势往往符合疾病规律，相对易掌握；后者则复杂多变，不易把握。如外感病既可表现为经典的六经传变、卫气营血传变等群体性病理趋势，也可表现为伤寒直中、温病逆传心包等个体化病理趋势。

基于以上认识，笔者提出了循病识态的概念。所谓循病识态，就是基于疾病的共性规律，充分收集患病个体信息，实现患者个体化状态的准确识别。循病识态的核心思想就是病和人结合，采用时空动态预测与趋势前瞻干预的思想，定性与定量相结合方法，更精准地指导临床实践，提升个体化状态识别和干预水平，提高临床疗效。

二、循病识态临床路径

1. 病和人相结合

循病识态先从病和人结合入手，临证既要充分考虑所患病本身的共性（群体性）规律，还要全面评估患病人的个体特征，综合相关信息，才可能实现状态识别的个性化和精准化，这是提升临床疗效的关键。

正因为每一种可识别与归类的疾病有着共性的病理生理机制和转归预后，病人状态识别，当先从所患疾病的共性病理状态和趋势开始，此为"循病"，即遵循所患病的规律。由于疾病虽可因单一因素所致，更多的则为多因素作用的结果，同一种疾病本身也存在复杂性和多样性的特点，再发生在完全不同的个体，其疾病状态往往呈现出带有疾病共性特征基础上的个性化表现，应当个性化识别其状态和趋势，此为"识态"。这也正体现了常说的"一因多果""多因一果"，或是传统中医学所谓的"同病异证""异病同证"。循病识态的目的是在于准确甚至精准识别个体化病理状态和趋势，这也是实施准确甚至精准干预的前提。因此，病和人结合是循病识态的必然路径。

2. 趋势预测与先期干预

中医学辨证的本质就是辨状态，辨证的核心是辨病机。状态辨识的优势在于将传统辨证论治重横断面展延到时空动态性，实现前瞻性的防治一体。一方面，不仅充分体现了传统辨证审证求因、审证求果的要求，在包容传统中医学四诊信息的基础上，还方便融入现代诊疗信息，使精准识别和干预个体化状态成为可能。另一方面，状态的时空动态性，便于趋势预测和实现先期干预，在治疗上占得先机，尤其适用于外感病和急危重症的辨治。

状态病理趋势有方向之分和缓急之分。方向可分为向愈（趋于康复）和向恶（趋于死亡）两种反向趋势，在一定阶段可表现正邪交争、方向一时未明的胶着状态。缓急方面可分慢病之势和急病之势，常见的胸痹、消渴、眩晕等病一般表现为慢病之势，状态相对稳定，数年之中往往变化不大；而外感病、急危重症则起病急，变化快，而呈急病之势。

病因的多样性和个体的差异性决定了临床病理趋势发展的复杂性。只有在认识疾病普遍规律的基础上，深刻把握每个病患的个体特质，综合分析病机，才能实现正确预测并予早期准确干预。正如温病有卫气营血常规辨治和"先安未受邪之地"的非常规辨治，伤寒有六经常规辨治和"太少同治"的非常规辨治。采用循病识态思想，综合疾病群体性共性病理趋势和个性化特质病理趋势，实现个性化状态识别、趋势预测和先期干预，具有重要现实指导意义。

如何实现循病识态的趋势预测与先期干预？

第一步，从病机入手，以机测势。趋势辨治的切入点就是辨病机，正如《素问·至真要大论》所言："谨守病机，各司其属，有者求之，无者求之……"按照状态辨识原则，病理状态形成与趋势演变往往与主要病机、次要病机和潜在病机有关。而且，在不同的时空阶段，三类病机还可发生相互转化。例如，急危重症病理趋势形成和发展的决定因素常常由主要病机决定，如果能抓住疾病的主要病机，常能准确识别基本状态和趋势方向。

第二步，趋势干预为主，状态调节为辅，真正实现未病先防，既病防变。在策略上，慢病之势当走"王道"而重"调状态"；急病之势当行"霸道"而重"逆趋势"。在措施上，慢病之势当综合主要病机、次要病机、潜在病机，多层次、多途径综合调节，以平为期；而急病之势则抓主要病机，"扶正"和"祛邪"同施，"开闭"与"固脱"并重，重拳出击以阻急危重之势，变急为缓，转危为安。

3. 定性与定量相结合

要正确甚至精准识别和干预个体化病理状态和趋势，在病和人结合的基础上，可采用定性与定量相结合的策略。

中医学传统辨证论治采用的策略就是定性思维（包含定位，定位本质也属定性范畴），辨证就是定性识别，论治则是定性干预。中医学的最基本辨证方法——八纲辨证，其实就是阴阳定性、寒热定性、虚实定性和表里定位。其他辨证方法，无论是适用于外感病的六经辨证、卫气营血辨证、三焦辨证，还是适用于内伤杂病的脏腑辨证、气血津液辨证、经络辨证，本质上都是定性思维。

常闻"中医不传之秘在量上""中医治病的巧处在分量上"，这些说法从一个侧面反映出中医的尴尬之处，中医很希望量化，但建立在定性思维基础上的辨证论治，有心无力，难以实现。如何实现定性向定量转化，精确辨识和干预病证，引入系统学的状态概念，则成为可能。

循病识态的状态概念，不仅包含传统中医学辨证论治的所有内容，还包含疾病和健康现代诊疗信息。一方面，通过整合群体专家经验结合计算机人工智能大数据挖掘，使中医学辨治有了真正量化的可能。另一方面，在定性基础上的量化也是实现中医精准医疗的必由之路。

目前，受条件所限，在传统定性的基础上，采用半定量（模糊定量）是可行的策略。临床实践可按照先定性后定量顺序进行。第一步是定性，包含横断面的状态定性和时空动态性的趋势定性。状态定性主要是对状态要素的定性，包含正邪有无、属性、特性、分布等方面内容。如邪实要区分外来和内生、阴阳、寒热属性，六淫、疫疠、五邪、环境毒邪等特性，以及表里、脏腑、气血、经络等分布不同；正虚同样要分气血阴阳津液、表里脏腑经络定位之属性。趋势定性则是对趋势方向和缓急的定性，从大的方面说，指疾病预后转归的顺逆趋势，如病理状态的稳定性、正邪力量对比所决定的趋势方向性；从小的方面说，则包含病性的阴阳寒热虚实等的转化趋势，病位的表里，六经、三焦、卫气营血、脏腑间等传变趋势。第二步是半定量，可采用轻、中、重三分法或0～10十分法进行经验性的模糊定量。在第一步定性识别的基础上对病性、病位、病势等相关因素进行半定量分析，确定相应权重，并进行状态的半定量调节。当然，实现半定量调节还必须对中医相关干预手段进行半定量识别，如中药剂量、配伍比例等。

病案举例：

患者陶某，女，69岁，2015年6月23日初诊。

主诉"反复咳嗽咳黄痰30余年，活动后喘息5年，间断咯血"。近半年来间有反复，总体稳定，无咯血。每天咳嗽咳痰量质同前，晨起及午后痰多，色黄白，稍黏，易咳出，咳时或用力后喘息汗出，吸氧静养后方可改善，夜间时有因痰憋醒，排痰后方能间断入睡，精力不济，纳食一般，稍进油腻则痰量增多，大便调。无发热，口不干。既往3次自发性气胸史，行胸腔闭式引流术治疗后恢复。慢性咽炎病史，不耐温补。舌淡嫩偏暗，苔薄而少，脉沉细小数，重按无力。

西医诊断：支气管扩张，慢性咽炎，自发性气胸手术史。

中医诊断：肺络张（肺脾肾虚、痰热瘀阻），虚劳（肺脾肾虚、痰热瘀阻）。

辨治按循病识态思路展开，先遵循支气管扩张的疾病规律。肺络张或因先天禀赋异常（纤毛排痰异常、免疫缺陷等），或是后天感邪失治（肺热病、肺痨等失治误治），反复正虚感邪，最终损伤肺管肺络而成痼疾不能根除。作为疾病规律，肺络张集虚与实、局部（肺）与整体（全身）、痰火瘀与气阴虚、外感和内伤等多种对立因素于一体：全身虚，局部实；气虚有火；阴虚有痰；血瘀与动血；虚邪留滞与新感并存等。其中，虚与实贯穿始终，正虚既可生内邪，又易感外邪，内外之邪又可损伤正气，正邪交争，消长进退，形成复杂的病理状态。

该患者的临床表现充分体现了肺络张疾病规律对其影响。该患者年近古稀，病程30年有余，病位已由肺累及脾和肾，病性属虚实夹杂。症情平稳，状态趋势尚稳定，无好转和加重之病理趋势。其状态病机为：主要病机是肺、脾、肾三脏虚损而气阴亏耗；次要病机是痰浊郁热内蕴和瘀血阻络；潜在病机是伏邪伺机而动及郁热损及肺络而动血。通过循病识态路径，该患者状态定性为虚实夹杂，虚为肺、脾、肾之气阴不足，实为痰浊、郁热和瘀血阻络。趋势定性为稳定。半定量分析：总体印象，虚多实少；经验性半定量，虚占七分，实占三分。虚损方面：肺、脾、肾三脏皆虚，肺、脾、肾虚损程度相当，无明显偏重。气虚与阴亏并重，亦无明显偏重。实阻方面：痰浊为主，占六分；郁热和瘀血为次，各占二分。根据肺络张易出现虚不受补的特点，结合既往患者不耐受小剂量黄芪、白术之温燥，饮食稍进油腻则痰量明显增多的个体特征，半定量状态调节，当适当降低补益力量，改为补虚和祛实各半。补益方面当平衡兼顾肺、脾、肾三脏，气阴并重双补，并注意不可滋腻碍脾而生痰。祛实方面当化痰为主，注意宣降肺气，以促排痰，适当兼顾郁热和瘀血即可。考虑潜在出血病机，化瘀当选用活血止血药物为佳。

处方：麻黄根10g、苦杏仁10g、生甘草10g、前胡15g、白前15g、紫菀15g、金荞麦30g、佛耳草15g、海蛤壳30g、五指毛桃15g、玉竹15g、桑葚子15g、山萸肉15g、莲子去心（自备）

30g，三七粉（冲服）3g。7剂，水煎内服，日1剂，分服。

　　该患者长期跟随笔者门诊近10年，其间多次在笔者所在病区住院治疗，这10年来也是笔者循病识态学术思想逐渐产生和临证不断完善的过程。笔者在长期辨治该患者的过程中，获得了不少启发，并积累了不少经验。感谢一路陪笔者成长的病人们，他们既是患者，也是医者的老师。

第二节　循病识态论咳嗽

一、什么是咳嗽

　　咳嗽既是一种症状，又是一种相对独立的病证；咳嗽既是一种生理反射，也是临床常见的病理症状。作为生理反射，咳嗽是主气道清除异物和过多分泌物的生理过程，是呼吸系统重要的防御反射，如果咳嗽功能受损或敏感性增高，都会对人体造成伤害。

　　咳嗽作为病理症状，是因为严重和（或）持续的咳嗽不仅会造成呼吸道组织和功能的损害，还可引起全身多种并发症。无论是从现代信息学，还是从中医传统证候学来看，咳嗽不仅是肺系疾病的信号，还是肺外其他脏器疾病的信号。临床上，咳嗽是最常见的病证之一。一项针对中国大学生的咳嗽流行病学调查结果显示，咳嗽的总患病率为11%；在西方一些发达国家，社区咳嗽的患病率达到了9%～33%。

二、咳嗽如何发生

每一次自主咳嗽反射都是由完整的咳嗽反射弧参与完成的，该反射弧的组成包含咳嗽外周感受器、迷走传入神经、咳嗽高级中枢、传出神经及效应器（膈肌、喉、胸部和腹肌群等）。咳嗽属于防御性呼吸反射。喉、气管和支气管内壁黏膜上皮内等处的感受器能接受机械性刺激和化学性刺激，大支气管以上部位的感受器对机械刺激特别敏感，支气管以下部位的感受器对化学刺激敏感。这些感受器受到刺激时，冲动由迷走神经的传入纤维传至咳嗽中枢（位于延髓），然后经传出神经到声门和呼吸肌等处，引起一系列协调而有次序的动作。咳嗽动作的开始，先为短促而深的吸气，然后声门关闭，腹肌和肋间内肌强烈收缩，使肺内压升高，继之声门突然开放，在高压力差推动下，气流从肺快速冲出，将呼吸道内的异物、痰液等咳出。咳嗽反射的作用为排出呼吸道内的异物和过多的分泌物，清洁、保护和维持呼吸道畅通。

三、什么是咳嗽病证

咳嗽的病变部位包括呼吸道、胸膜、心血管及中枢神经等。各种感染、过敏反应、肺内外物理刺激（异物、分泌物、冷和热空气、受压等）、化学刺激因素（香烟、汽车尾气、雾霾、油烟、辣椒等刺激性气体及甲醛等毒气吸入等）刺激咽、喉、气管、支气管黏膜均可引起咳嗽；胸膜炎或胸膜受刺激（如自发性气胸、胸腔穿刺）时，也可引起咳嗽；二尖瓣狭窄或其他原因所致左心功能不全引起肺淤血与肺水肿，肺泡及支气管内有浆液性或血性浆液性漏出物，也可引起咳嗽；右心循环或体循环静脉栓子脱落引起肺栓塞时，也可引起咳嗽与咯血等；另外，精神因素也可产生咳嗽病证，一方面随意性咳嗽起源于大脑皮质；另一方面，大脑皮质也能在一定程度上抑制咳嗽反射。

咳嗽还存在明显的个体差异性，这与咳嗽敏感性［是指机体在接受外界刺激（包括化学、机械、温热）时，表现出来的咳嗽难易程度］有关，其中部分患者表现为咳嗽高敏感综合征（cough hypersensitivity syndrome，CHS）状态。该类咳嗽患者的临床特征主要表现为慢性刺激性干咳，对一种或多种咳嗽激发物如冷空气、讲话气流及气味等敏感，咽喉部存在咳嗽冲动，并严重影响患者生活质量。此类患者以中年女性较为常见，上呼吸道感染常是发病的首要因素。

咳嗽既可以是主证，也可以是兼证。前者以咳嗽为主要临床表现，中医学将其作为独立疾病纳入诊疗，现代医学将其纳入咳嗽指南统一诊疗。而咳嗽作为其他独立疾病的伴随症状，如哮病、肺胀、肺痿、肺痈等疾病兼有的咳嗽症状不纳入本书讨论范围。

四、咳嗽循病机制

（一）咳嗽发生基本机制

"五脏六腑皆令人咳，非独肺也"（《素问·咳论》）一语道破咳嗽天机。无论是中医学，还是现代医学，咳嗽都不仅仅是肺系疾病，而是与五脏六腑相关联。虽然咳嗽的主要病症来自呼吸系统，其核心病理生理机制则是来自气道咳嗽感受器受到刺激而引发，但激活咳嗽反射的却不局限于肺和气道。

完整的咳嗽反射弧包含咳嗽外周感受器、迷走传入神经、咳嗽高级中枢、传出神经及效应器（膈肌、喉、胸部和腹肌群等）。从理论上讲，不论是肺内还是肺外，咳嗽反射的任意一个环节出现异常均可能引起咳嗽敏感性的增高而出现病理性咳嗽。咳嗽外周感受器受刺激是引发咳嗽的始动环节，由于咳嗽感受器不仅分布在肺内（主要分布在喉、气管、支气管），还广泛分布于肺外［鼻、副鼻窦、咽、外耳道（鼓膜）、胸膜、食管、胃、心包、膈等］，因此，不论是肺内还是肺外的咳嗽感受器受到刺激均可发生咳嗽。这也正是"五脏六腑皆令人咳，非独肺也"的机理所在。

古人虽有对咳和嗽分而论之之说，咳为有声无痰，嗽为有痰无声。临床咳与嗽又常并见，故又统称咳嗽。咳嗽常伴咳痰，那么痰从何而来？中医学有广义之痰和狭义之痰之说。这里所说的痰是指狭义之痰，现代医学对此的认识为：正常支气管黏膜腺体和杯状细胞只分泌少量黏液，使呼吸道黏膜保持湿润。当咽、喉、气管、支气管或肺部因各种原因（微生物性、物理性、化学性、过敏性）使黏膜或肺泡充血、水肿，毛细血管通透性增高和腺体分泌增多，渗出物（含红细胞、白细胞、巨噬细胞、纤维蛋白等）与黏液、浆液、吸入的尘埃和某些组织破坏产物，一起混合成痰。此外，在肺淤血和肺水肿时，因毛细血管通透性增高，肺泡和小支气管内有不同程度的浆液漏出，也会引起咳痰，肺水肿时咳痰常呈粉红色泡沫状。

（二）咳嗽循病相关现代医学机制

传统中医辨治咳嗽宗张景岳分外感、内伤的学术思想，但现代中医咳嗽诊疗越来越和现代医学咳嗽诊疗思路融合。近年来，随着各国咳嗽指南的发布与更新，临床诊疗将咳嗽的起病缓急及病程长短分为急性咳嗽、亚急性咳嗽和慢性咳嗽三类。

下面就三类咳嗽相关疾病的病理机制进行简要述评，助力循病识态辨治咳嗽的病机分析。

1. 急性咳嗽

急性咳嗽指以急性起病，病程3周以内的咳嗽。临床最常见的急性咳嗽为呼吸系统感染性疾病，属于中医学外感咳嗽的范畴。临床可简单分为急性上呼吸道感染（鼻炎、副鼻窦炎、咽炎、喉炎等）和急性下呼吸道感染（急性气管炎、急性气管-支气管炎、支气管肺炎、急性间质性肺炎等）两类，均表现以咳嗽为主症。呼吸系统感染的常见病原体包括细菌、病毒、支原体等。除感染性原因外，急性咳嗽还可见于非感染性疾病。临床还需注意，急性咳嗽还可能是某些肺内外严重疾病的信号，如急性肺栓塞、急性充血性心力衰竭等，因为凡是能激活咳嗽反射的疾病均可表现为咳嗽。

（1）急性上呼吸道感染

急性上呼吸道感染是临床最常见的急性咳嗽。急性上呼吸道感染包括最常见的普通感冒、急性咽炎、副鼻窦炎等，而病毒是最常见的致病因素，如鼻病毒、冠状病毒、副流感病毒、呼吸道合胞病毒等。普通感冒是轻症上呼吸道感染的通用名称，在临床上虽属自限性疾病，但却是急性咳嗽和亚急性咳嗽的最常见病因。流行病学研究显示，发病2天内的感冒患者，约83%会发生咳嗽，而未经治疗的感冒患者，2周时虽然咳嗽和上呼吸道症状有所改善，但仍有1/4的患者有咳嗽症状。作为亚急性咳嗽的常见原因——感染后咳嗽（原称感冒后咳嗽），正是由普通感冒激发的炎症反应引起，甚至会发展为慢性咳嗽。本病的主要咳嗽机制包括病毒引起的鼻后滴流和病毒感染产生的炎症介质导致的上呼吸道传入感觉神经敏感性增高。

（2）急性气管炎

急性气管–支气管炎是由生物、物理、化学刺激或过敏等因素引起的气管–支气管黏膜的急性炎症。临床最突出的表现为咳嗽和咳痰。本病传统多见于秋冬及冬春季节天气变化时，现在与空调环境、空气污染等也明显相关。本病也可由急性上呼吸道感染发展而来。感染后引起的气道炎症、上皮完整性受损及分泌物刺激等，是导致患者咳嗽的主要原因及机制。急性气管炎同样可演变为感染后咳嗽，甚至迁延为慢性咳嗽而难治。

2. 亚急性咳嗽

临床将病程在3～8周的咳嗽定义为亚急性咳嗽。感染后咳嗽往往经过3～8周可以自行缓解，为亚急性咳嗽的常见病因。临床将感冒急性期症状消失后，咳嗽仍迁延不愈达3周以上者称为感染后咳嗽。有文献显示，上呼吸道感染患者发生感染后咳嗽的几率是11%～25%，在一些病毒感染或支原体感染流行季节，其发生率可高达25%～50%。

感染后咳嗽的机制包括神经源性气道炎症、气道上皮细胞损伤、一过性气道高反应性和咳嗽敏感性增高等。咳嗽敏感性增高是本病的重要机制，因为病毒等感染诱发的气道炎症会上调咳嗽受体的敏感性，而出现咳嗽高敏状态，从而对一般呼吸道刺激因素更敏感，如烟味、冷空气、霾等，常导致咳嗽迁延顽固难愈。临床需注意，本病气道炎症属于非特异性炎症，而非感染性炎症（抗感染无效），也不是变应性气道炎症（抗过敏无效）。咳嗽迁延的机制包括：①感染后上皮损伤及黏液纤毛清除功能障碍需要有一段修复过程；②气道非特异性炎症反应所致细胞因子及炎症介质的释放会在急性感染控制后仍持续存在一段时间。③不良饮食刺激、空气污染等因素会导致气道炎症的复杂化而延迟气道的修复。

3. 慢性咳嗽

慢性咳嗽是目前临床关注最多的咳嗽类型。因为其病因复杂多样，部分慢性咳嗽顽固难治，一直困扰着患者和医生。根据最新的咳嗽诊治指南及咳嗽诊治进展报道，最常见的慢性咳嗽包括咳嗽变异性哮喘、上气道咳嗽综合征、嗜酸细胞性支气管炎、胃食管反流性咳嗽四类。还有一些诊断不明而咳嗽持续的，如慢性咳嗽高敏综合征等难治性咳嗽。

（1）咳嗽变异性哮喘（CVA）

咳嗽变异性哮喘是一种特殊类型的哮喘，咳嗽是其唯一或主要临床表现，无明显喘息、气促等症状或体征，但有气道高反应性。临床表现主要为刺激性干咳，通常咳嗽比较剧烈，夜间咳嗽为其重要特征。感冒、冷空气、灰尘、油烟等容易诱发或加重咳嗽。

气道炎症和支气管平滑肌收缩对咳嗽受体的刺激是引起本病咳嗽反射的主要原因。CVA与哮喘有相似的变态反应特征，均存在嗜酸性粒细胞和肥大细胞参与的慢性气道炎症和IgE介导的Ⅰ型变态反应，但CVA的炎症程度可能较轻。亦有学者认为，CVA气道过敏性炎症主要位于咳嗽受体丰富的近端气道部位，因此临床以慢性咳嗽症状为主，而喘息不明显。

（2）上气道咳嗽综合征（UACS，又称PNDS）

鼻后滴流综合征（PNDs）是指由于鼻部疾病引起分泌物倒流鼻后和咽喉部，甚至反流入声门或气管，导致以咳嗽为主要表现的综合征。2006年美国咳嗽诊治指南建议用上气道咳嗽综合征（UACS）替代PNDS。我国2009年咳嗽诊治指南采用了

UACS概念。除了鼻部疾病外，上气道咳嗽综合征还常与咽、喉、扁桃体的疾病有关，如变应性或非变应性咽炎、慢性扁桃体炎、喉炎等。现代中医提出的喉源性咳嗽、鼻源性咳嗽概念与此类咳嗽相关。

具体临床表现：除咳嗽、咳痰外，可有频繁清嗓、咽后黏液附着、鼻后滴流感。还可有其他多种表现，如感冒表现：鼻塞、鼻腔分泌物增加；变应性鼻炎表现：鼻痒、喷嚏、水样涕、眼痒等；鼻窦炎表现：黏液脓性或脓性涕，可有疼痛（面部、牙痛、头痛）、嗅觉障碍等。变应性咽炎：以咽痒、阵发性刺激性咳嗽为主要特征；非变应性咽炎：常有咽痛、咽部异物或烧灼感，喉部炎症，新生儿通常伴有声音嘶哑。

（3）嗜酸细胞性支气管炎

嗜酸细胞性支气管炎是一种以气道嗜酸细胞浸润为特征的非哮喘性支气管炎，气道高反应性阴性，是慢性咳嗽的重要原因，对糖皮质激素治疗反应良好。主要症状为慢性刺激性干咳，常是唯一的临床症状，或咳少许白色黏液痰，可在白天或夜间咳嗽。部分患者对油烟、灰尘、异味或冷空气比较敏感，常为咳嗽的诱发因素。

（4）胃食管反流性咳嗽（GERC）

胃食管反流性咳嗽的发生与不同部位咳嗽受体受刺激有关：①上呼吸道咳嗽受体：胃食管反流物达到喉部，引起反流性喉炎，直接刺激上呼吸道咳嗽受体，使咳嗽阈值降低，导致咳嗽；②下呼吸道咳嗽受体：反流物吸至下呼吸道，刺激下呼吸道受体引起支气管痉挛及气管、支气管炎症渗出和黏液分泌，引起咳嗽；③呼吸道外咳嗽受体：反流物到达食管远端，而未到达呼吸道，即可刺激位于食管的咳嗽受体而引起咳嗽，且不限于胃液的酸性反流物，其他非酸性因素，包括胰酶、胆汁等的刺激亦可引起咳嗽反射，实验研究发现迷走神经切断术可使咳嗽减轻或消失；④除胃食管反流引起咳嗽外，剧烈咳嗽亦可引起胃食管反流，二者相互影响，形成恶性循环，咳嗽持续不愈。

（5）全身性疾病与慢性咳嗽

各种结缔组织疾病，如类风湿关节炎、系统性红斑狼疮、硬皮病、干燥综合征、混合性结缔组织病、复发性多软骨炎、强直性脊柱炎及其他血管炎性疾病等，可引起不同程度的肺部病变，包括肺泡和（或）间质炎症以及大、小气道炎症，使肺感觉神经敏感性上调，引起咳嗽反射，慢性咳嗽有时甚至可以是该类疾病的早期症状表现，应引起注意。炎症性肠道疾病，如溃疡性结肠炎及克罗恩病亦可有呼吸道症状表现。肺外疾病或治疗措施引起慢性咳嗽的病因很多，如慢性肾衰竭进行腹膜透析治疗的患者亦多出现慢性咳嗽，原因可能是多方面的，包括腹内压增高引起或加重胃食管反流，以及腹膜透析过程中出现不同程度的肺水肿等。又如，心血管疾病患者常应用血管紧张素转换酶抑制剂（ACEI），该类药物使血管紧张素转换酶活性受抑制，导致缓激肽、P物质等介质在呼吸道内积聚，使气道感觉神经敏感性增高。

（6）咳嗽高敏感综合征等难治性咳嗽

临床将已根据咳嗽相关指南开展规范化诊治的咳嗽患者，仍有7%~40%的患者无法确定病因，且咳嗽症状持续存在，这样的咳嗽又称为难治性咳嗽。其中，慢性咳嗽高敏感综合征（CCHS）属于此类咳嗽的诊治新思路。CCHS为一种临床综合征，表现为因低水平热暴露、机械暴露或化学暴露而触发的难治性咳嗽。目前咳嗽高敏感性的机制尚未完全明确，比较一致的看法是病毒感染、空气污染等因素引起气道炎症反应，导致气道内的神经末梢损伤，同时使中枢神经兴奋性增高，最终造成慢性咳嗽高敏感性。

（三）咳嗽循病的中医学意义

梳理咳嗽病证的现代病理生理机制，可以总结出几个关键环节或认识：咳嗽反射、咳嗽感受器分布点、咳嗽高敏感、鼻后滴漏、胃食管反流、气道分泌物、气道黏膜修复、感染、污染、气道炎症、变应性等。根据不同咳嗽相关病症的疾病共性规律，再结合咳嗽病理生理机制的核心环节，一是有助于在整体上推导咳嗽病程及发展演变趋势；二是有助于再次梳理中医辨治咳嗽切入点、相应作用机理，及挖掘新的有效中医干预措施。

如：可以通过咳嗽感受器分布点的规律理解"五脏六腑皆令人咳""见咳休治咳方为治咳"的现代原理；可以体会到对鼻后滴漏性咳嗽，中医治疗的重点在于通窍，而非镇咳；治疗胃食管反流性咳嗽的重点在于降胃气以降肺气，同时予制酸和胃以利于止咳，而不误用酸敛、酸收止咳；治疗咳嗽变异性哮喘，必须借助中医学哮病相关辨治经验以提升疗效；咳嗽高敏感性当辨证分析，或从风论治，或从虚邪留滞论治，或从肺虚不固不敛等论治，而非单一镇咳而治等。具体辨治参见临床实践各论。下面将从状态角度来概述咳嗽的现代中医学认识。

五、咳嗽的状态识别

咳嗽循病识态正是基于咳嗽相关疾病的共性规律，再充分收集患病个体信息，期望实现患者个体化咳嗽状态的准确识别。

咳嗽的状态识别分两个层次进行。首先，是基于传统中医学对咳嗽证候辨识的基础，进一步实现定性与定量相结合的状态辨识；其次，是结合现代咳嗽病理生理机制对辨病、辨证更精确的状态识别。

传统中医学对咳嗽的几点核心认识为：

（1）基本病机

①《素问·咳论》："五脏六腑皆令人咳，非独肺也。"②《医学心悟》："肺为清肃之脏，毫毛必咳。""风寒暑湿燥火，六淫之邪，自外击之则鸣。""劳欲情志饮食炙之火，自内攻肺金而鸣。"

（2）基本分类

张景岳辨治咳嗽分外感、内伤。

（3）基本证候

有风寒袭肺、风热犯肺、燥邪伤肺、痰湿蕴肺、痰热郁肺、肝火犯肺、肺阴亏虚等。生理上，肺主气司呼吸，主宣发和肃降；病理上，因内外合邪，肺气上逆而咳。生理上肺之宣降与肝脾（胃）及肾相关，病理上肺气上逆同样与肝、脾（胃）肾相关，这些是中医学肺脏生理及病理的基本常识，本文不赘述，重点从状态角度循病析态来认知咳嗽。

从状态角度讲，咳嗽既是临床症状，也是一种疾病状态。咳嗽状态的形成，具有内外相关（外感内伤）、三因而异（因人、因时、因地）及时空动态演变的特点，既表现咳嗽相关疾病的共性规律，也反映患者个性化特征。临床上咳嗽虽然复杂多变，但通过循"病"识"人"，从病机入手，定性与定量结合，实现咳嗽状态的精准化辨识，以提高临床疗效，是可行的实践手段。

下面以外感咳嗽状态辨治来说明如何循病识态治咳嗽。

咳嗽辨治分外感和内伤深入人心，几乎中医界人人遵从。笔者通过多年的实践和总结，从外感与内伤相关性角度，早在2000年就提出从有无内伤基础的思路辨治外感咳嗽，取得了明显的临床疗效。现在借助循病识态理论，对此进行进一步梳理和完善，供同道参考。

外感咳嗽包含多种现代疾病，在区分咳嗽相关疾病时，应当考虑相关疾病的共性规律，有助于在整体上把握咳嗽的发展演变规律，必要时可同时采用现代医学有效的治疗手段。如：单纯急性鼻炎引发的外感咳嗽，在循病时当考虑该鼻炎是病毒性、细菌性还是变应性的不同，急性气管炎引发的外感咳嗽，在循病时也当考虑是感染性急性气管炎，还是非感染性急性气管炎，感染性气管炎是病毒感染还是细菌感染，病毒感染是普通常见呼吸道病毒感染还是流感病毒感染，是常见呼吸道细菌感染还是支原体衣原体感染等。不同的急性气管炎，其疾病规律有差异，这是现代中医需谦虚借鉴之处，并努力为我中医所用。另外，在现代医学背景下，还要考虑患者是否有接受抗感染、抗过敏，或是镇咳祛痰等治疗等。此乃外感咳嗽的循病基础，即遵循咳嗽相关疾病的共性规律，为进一步辨治所用。

外感咳嗽，顾名思义因感受外邪而发。一般而言，外邪是考虑的重点，但不要忘记治疗的对象是患外感咳嗽的患者。所谓治咳，实乃治人，这是医者首先要明确的出发点。故辨咳当从识人开始，辨外感咳嗽当从分析人与外邪的相互作用及发展趋势着手。

识人，当先识患外感咳嗽前的人，再识患外感咳嗽后的人。前一个识人，就是识别患者固有的个体特性及所处的时空环境对其的影响。个体固有特性识别的基本路径是从辨识其体质和内伤宿疾入手。关于体质辨识，人们多已熟悉，这里不深入讨论；内伤宿疾通过病史信息收集，也不难获取。对于外感咳嗽辨治而言，重点是识别出会影响本次咳嗽的个体特性，如此才有临床意义。后一个识人，是充分了解患者外感咳嗽前的状态（是常人的生理体质状态还是复杂的病理状态），再分析外邪作用于这种状态后所形成的新状态及演变规律，立足于感受外邪而发为咳嗽的患者状态。

因此，外感咳嗽可分为生理体质（常人）状态下的外感咳嗽和复杂病理（病理体质及宿疾）状态下的外感咳嗽。前者包含了《中医内科学》外感咳嗽中的风寒咳嗽、风热咳嗽和燥邪咳嗽等经典咳嗽状态，后者则要复杂得多，必须在循病识人的基础上个性化辨治。

下面展开分析特殊病理状态下的外感咳嗽。

病理体质状态往往决定着对某些致病因素的易感性，及病变的趋势性；内伤宿疾往往与机体长期相互作用，形成一种相对稳定的病理状态，除了类似于病理体质状态感邪的易感性及发病趋势性外，新感往往会诱发或加重内伤宿疾，从而形成新的复杂病理状态（内伤基础上的外感），此类复杂病理状态，最适合循病识态辨治。

这种复杂病理状态下的外感咳嗽是由于内外之邪与脏腑虚实相从相合而成，与内外合邪、正虚邪乘、气有定舍、邪气从化、脏腑相关等机制密切相关。如素体阳虚卫外不固的病理体质状态，表现为怕风、怕吹空调，不耐寒凉，喜夏恶冬，其发外感咳嗽，常因阳虚内寒，同气相求易感寒邪发病，即便感受风热之邪也易从寒化。治疗此种风寒咳嗽，必当兼顾其体质特征，用药原则当为不远温，在三拗汤、止嗽散基础上加用适当的温阳益气、调和营卫固表之品，方易见功，甚则直用小青龙汤或桂枝加厚朴杏子汤加减为宜。长年胸痹心衰患者平时表现为阳虚血瘀饮停病理状态，易感受寒邪而发为阳虚风寒咳嗽，三拗汤、止嗽散多不能见功，必当太少同治，温阳散寒为主，以麻黄附子细辛汤合小青龙汤法为治，才易收效，否则病情延误，可并发喘脱、真心痛等危候而不治。

此外，还要充分考虑季节、气候、地域不同对咳嗽状态形成的影响。如同为秋季外感咳嗽，北方燥金当令，常表现为燥咳，或温燥或凉燥，而岭南地方则秋湿亦不少见，燥咳难以见到。如同为燥金当令，素体阴亏病理体质状态之人，秋季咳嗽，往往燥邪突出，且易进一步伤阴耗津，形成阴伤温燥的外感咳嗽状态；而素体脾湿病理体质状态之人，秋天咳嗽，则可形成痰湿兼凉燥的外感咳嗽状态。

六、小结

面对复杂的咳嗽状态，可参考状态辨治原理，从病机入手，抓住主要病机，分析次要病机和潜在病机，采用定性与定量相结合原则，内外结合，三因制宜，实现咳嗽的循病识态辨治。

第三节　咳嗽从状态辨治

　　咳嗽既是一种生理反射，也是临床常见的病理症状。当咳嗽为主要临床表现时，中医学将其作为独立疾病纳入诊疗，现代医学将其纳入咳嗽指南统一诊疗。此时，称其为咳嗽状态。

　　咳嗽状态的形成，具有内外相关（外感内伤）、三因而异（因人、因时、因地）及时空动态演变特点，既表现咳嗽相关疾病的共性规律，也反映患者个性化特征。

　　临床咳嗽状态虽复杂多变，但通过循"病"识"人"，从病机入手，定性与定量结合，内外相关，三因制宜，可实现咳嗽状态的更准确辨识，以提高临床疗效。

一、循"病"识"人"

　　循病识人是状态辨治咳嗽的总原则，这里重点谈识人与咳嗽状态辨识之间的关系。

　　人体是开放的复杂巨系统，健康与疾病正是人体系统不同时刻的状态表现，人体的整个生命过程就处于健康与疾病两种状态趋势的相互转化中，或处于相对稳定的动态平衡，或处于状态转化趋势中。

　　可将咳嗽的发生和恢复视为在内外因素的作用下，患者由非咳嗽状态发展到咳嗽状态，通过自身调节或医疗干预，再次恢复非咳嗽状态的过程。要准确识别咳嗽状态，审证求因始动环节，包含审察引发咳嗽的直接病因和审察发生咳嗽患者的个体特性。前者如外感六淫、非时之感、内生五邪、环境毒邪等直接病因；后者则如患者的病理体质、内伤宿疾等咳嗽前病理状态，重点是识别影响咳嗽发生和发展的病理状态。

（一）咳嗽状态相关病理体质

人体病理体质有多种分类方法，这里立足于临床，重点列举与咳嗽状态相关的病理体质。从虚实而言，与咳嗽状态相关病理体质可分为虚性病理体质、实性病理体质及虚实夹杂类病理体质三类。虚性病理体质状态，有气虚质（肺气虚、脾气虚）、阴虚质（肺胃阴虚，肝肾阴虚多见）和阳虚质（脾阳虚、肾阳虚）等，实性病理体质状态，有痰湿质、湿热质等；虚实夹杂的病理体质状态，有气虚郁火、阴虚湿热等。另外，还有特禀质（过敏体质或敏感体质），这里是指肺窍和气道敏感的特禀质。

（二）咳嗽状态相关内伤宿疾

与病理体质识别而言，咳嗽状态相关内伤宿疾则更加复杂，正如"五脏六腑皆令人咳也，非独于肺"。临床可按照脏腑系统分为肺系、脾（胃）系、肝（胆）系、肾系和心系。肺系内伤宿疾有慢性鼻咽炎、慢性气管–支气管炎、支气管哮喘、支气管扩张、间质性肺病等；脾（胃）系内伤宿疾有反流性食管炎、慢性胃炎等；肝（胆）系内伤宿疾有高血压、慢性胆囊炎等；肾系内伤宿疾有慢性肾衰竭等；心系内伤宿疾有慢性心衰等。

（三）病理体质和（或）内伤宿疾对咳嗽状态的影响

一般而言，参照各种病理体质特征、内伤宿疾的诊断标准，从诱因、症状、体征、病史及一些理化检查多能分类识别。临床更关注的是这些病理体质和内伤宿疾对本次发病及转归的影响，咳嗽病证亦不例外。这些相关性既是重点，也是难点，准确识别有于助于咳嗽状态的辨识和干预手段更准确的实施。笔者的经验是从病机入手，分析内外、正邪、虚实及脏腑相关性，常能抓住要点以指导临床实践。

二、病机入手

咳嗽是一种状态，咳嗽状态的基本病机是内外因素所致肺气上逆，其深层机制与内外虚实相合和五脏气机失衡有关。

（一）内外虚实相合

关于内外虚实相合，一看内外，二看虚实。

内外之分有大环境和小环境之别。从大的环境（时空）来看：于外而言，与季节、地域、气候环境等有关；于内而言，与人的生理（人种、年龄、性别、生育、生理体质等）、病理（病理体质、内伤宿疾）状态有关。

内外虚实相关，从小的环境（个体）来看：于外而言，则指六淫、非时之感、环境毒邪等外来邪气；于内而言，则指脏腑气机失衡及痰饮、瘀血、湿浊、郁火等内生诸邪。

对于咳嗽而言，患者咳嗽前病理状态及内生诸邪属于内，外部环境及外邪属于外。这种内外关系突出表现在外感咳嗽中，即患者发病前固有的病理状态易表现对相应外邪的易感性和趋同性。

该观点源于《黄帝内经》，成于《医门法律》，实践于先贤大家。如《灵枢·邪气脏腑病形》有"形寒寒饮则伤肺，以其两寒相感，中外皆伤，故气逆而上气"的论述，《素问·咳论》有"皮毛者肺之合也，皮毛先受邪气，邪气以从其合也，其寒饮食入胃，从肺脉上至于肺则肺寒，肺寒则外内合邪，因而客之，则成肺咳"的记载。清代喻嘉言在《医门法律》中进行了高度总结，提出"内外合邪"四字即可概括咳嗽病因病机："人身有外邪，有内邪，有内外合邪，有外邪已去而内邪不解，有内邪已除而外邪未尽……"文中不仅阐释了形寒饮冷咳嗽的原因，认为"夫形寒者，外感风寒也；饮冷者，内伤饮食也。风寒无形之邪入内与饮食有形之邪相合，必留恋不舍"。还将此内外合邪观点推广到内外之湿相合发生的湿邪咳嗽中，其谓："盖暑湿之外邪内入，必与素蕴之热邪相合，增其烦咳。"

无论是汉代伤寒鼻祖张仲景，还是清代温病大家叶天士在辨治咳嗽时都不约而同在用该观点实践于临床。如仲景《伤寒论》用小青龙汤治疗外寒引动内饮的咳嗽证，以及《临证指南医案·卷二·咳嗽》中记载的内外湿邪相合之咳嗽案："水谷气蕴之湿，再加时序之湿热，壅阻气分，咳不能已，久成老年痰咳嗽……"

从状态分析，特定的病理状态在相应邪气当令时易感而发。素体肝旺之人，不耐春升夏热，发生外感咳嗽时，如属风热咳嗽，内外之邪同气相求，相合为患，或兼阳亢风热上扰而头痛，或兼木火刑金而干咳胁痛；如属风寒咳嗽，早期多呈表寒里热之"寒包火"状态，后期可从热而化而呈风热、痰热状态。寒湿之体，不耐长夏与寒冬，如在长夏因空调饮冷发生外感咳嗽，常内外湿邪相合为患，或暑湿从寒湿化，表现为特殊的外感湿困咳嗽状态，初期有发热者退热慢，后期易咳嗽迁延反复，尤其是误用过用抗生素或寒凉中药治疗者。

对于虚性病理状态者，易正虚邪乘。如气虚状态不耐风邪而易受风邪，阳虚状态不耐寒邪且易感寒邪，阴虚状态不耐热邪且易感热邪。对于实性病理状态者，寒湿之体多不耐寒湿外邪且易感，即使感受热邪亦可从寒化；同理，湿热之体不耐湿热外邪且易感，感受寒邪亦可从热化。

总结咳嗽状态的内外虚实相关，包含了内外合邪、正虚邪乘、邪气从化和气有定舍等病机，分别阐述如下：

1. 内外合邪

内外合邪是指内生诸邪与外来之邪相合，而形成内外相关的咳嗽状态。内生之邪包括风、火、寒、燥、痰、湿、饮和瘀等机体内在之邪；外来之邪包括六淫、时行之气以及现代环境变迁带来的大气污染等。对外感咳嗽而言，内生之邪与痰、燥、火更密切；外来之邪以风、热、燥和寒为多。内外合邪有一定的规律，主要表现为"同气相求"。即素有内寒之人，则易感受外寒，形成两寒合邪之势；内热素盛之体，更易感受风热之邪；禀质偏燥之人，燥金当令，则易发内外皆燥之咳嗽；而痰湿素盛之体，则易与湿邪和（或）寒邪"同气相求"，从而形成内伤基础上的外感咳嗽状态。

2. 正虚邪乘

正虚邪乘是指由于机体或因虚性病理体质，或因内伤宿疾不愈而形成气、血、阴、阳不足的虚性病理状态，外邪乘虚侵袭机体而形成的内伤基础上的外感咳嗽状态，即虚人外感咳嗽状态。这体现了中医学"正气存内，邪不可干"和"邪之所凑，其气必虚"的发病思想。正如吴德汉在《医理辑要·锦囊觉后篇》中谓："要知易风为病者，表气素虚；易寒为病者，阳气素弱；易热为病者，阴气素衰；易伤食者，脾胃必亏；易劳伤者，中气必损。须知发病之日，即正气不足之时。"

临床上虚人外感咳嗽状态以肺脾气虚和肺肾阴虚尤为多见，而临证中常见的外感后咳嗽迁延不愈也与肺气偏虚，或与感邪致虚有关。如《临证指南医案·卷二·咳嗽》中张案："冬季湿邪咳嗽，是水亏热气内侵，交惊蛰节嗽减。用六味加阿胶、麦冬、秋石，金水同治，是泻阳益阴方法，为调体治病兼方。"又有吴案："劳力神疲，遇风则咳，此乃卫阳受伤……"

3. 邪气从化

邪气从化是指外邪侵袭机体后，其性质可随人体内在病理状态不同而发生转化。如内热素盛之体，感受寒邪而咳嗽，先可表现为"寒包火"的咳嗽状态，寒邪亦可从机体阳热之性而从化，表现为风热或痰热咳嗽状态。而素体阳虚湿盛之人，虽感热邪，但热邪从其禀质而寒化，表现为寒湿咳嗽状态。正如《医宗金鉴·订正伤寒论注太阴篇》所述："六气之邪，感人虽同，人受生病各异者何也？盖以人之形有厚薄，气有盛衰，脏有寒热，所受之邪每从其人之脏气而化，故生病各异也，是以或从虚化，或从实化，或从寒化，或从热化……"周学海在《读医随笔》中亦说："如素有胃寒者，一伤于寒，即口淡，即便滑；素阴虚者，一伤于寒，热气内菀，即喘喝，即口渴。"

4. 气有定舍

气有定舍是指外邪侵袭机体时，不同性质的外邪易和特定禀质虚实的脏腑相合而发病。正如《素问·咳论》谓"五脏各以其时受病，非其时各传与以之。人与天地相参，故五脏各以治时，感于寒则受病，微则为咳，甚则为泄为痛。乘秋则肺先受邪，乘春则肝先受之，乘夏则心先受之，乘至阴则脾先受之，乘冬则肾先受之"。如素体肝经郁热或肝阳偏亢之人，外来风热之邪与风木之脏的禀质相合而发生肝肺相关内伤基础上的外感咳嗽状态；素体心气、心阴不足之人，暑热之邪易通于心而发暑热咳嗽状态；素体脾虚湿盛之人，外湿易从其性相合而发生脾肺相关的痰湿咳嗽状态；素体肾阳不足之人，易后背着凉而发生太少两感寒性咳嗽状态；素体肺燥之人，外燥易与之相合而发生肺胃津伤燥咳状态。

（二）五脏气机失衡

肺气上逆是形成咳嗽状态的最后病机表现，其内在机制在于肺本脏气机失衡和脏腑相关气机失衡累及肺脏。

1. 肺脏气机失衡

肺脏气机生理上表现为宣发和肃降之势，在病理上则易表现为肺气不降而上逆的状态和肺气不敛的状态。

引起起肺气上逆的机制既可内外有别，亦可内外相合。

内外有别见于：外邪袭肺，肺失宣降则咳嗽，如临床上常见的单纯外感咳嗽状态——风寒咳嗽状态、风热咳嗽状态、风燥咳嗽状态等。内邪干肺，肺失宣降亦咳嗽，如临床上常见的痰热咳嗽状态、痰湿咳嗽状态、伏火咳嗽状态等。

内外相合参见前述内外合邪部分。

引起肺气不敛的机制多因肺虚不用而致肺失收敛。临床最常见于外感咳嗽中后期，或因正虚邪乘，或因外邪伤肺，或因失治误治宣发太过；也可因肺系宿疾久病不愈，如慢性支气管炎、咳嗽变异性哮喘、支气管扩张病等久咳顽咳。

2. 脏腑相关气机失衡

前人治疗咳嗽重视脏腑之间的关系。早在《素问·咳论》就提出"五脏六腑皆令人咳，非独肺也"的观点，并在文中说明五脏咳久可传六腑，最后传三焦。陈修园、唐容川均有提出咳嗽其标在肺，本在肾。唐容川更从肺胃相关论治诸咳，说明咳嗽的病位主在肺，久则五脏六腑皆可存，实主在肺，虚主在肾。明朝赵献可在《医贯》中明确提出："故咳嗽者，必责之肺，而治之之法不在于肺，而在于脾。不专在脾，而反归功于肾。盖脾者肺之母，肾者肺之子。"这些均说明了咳嗽这一病证与多脏腑相关。

咳嗽气机失衡之脏腑相关，临床常表现为肝肺相关、肺胃相关和肺肾相关的气机失衡。

人体气机，就全身而言，肝主升，肺主降，而脾胃斡旋中焦，处中枢之位；就呼吸而言，肺主呼气，肾主纳气。咳嗽的直观病机表现为肺气上逆，人体五脏相关，肺气不降，即可影响肝升、胃降及肾之纳气；反之，肝升太过、胃气不降而肾不纳气又影响肺气之宣降。

临床常见肝肺同病（如木火刑金）、肺胃同病（肺胃不降）、肺肾同病（如肾不纳气）等咳嗽状态，正体现此类脏腑相关气机失衡。如素体肝阳偏亢之人，由于肝升太过，必然影响肺之肃降，这种升降的不平衡在平时并不明显，一旦外邪犯肺而致肺失宣降时，这种潜在的病机就会暴露并加重咳嗽，若兼有化火者，还可形成木火刑金的病机。对于素体胃失和降的患者，当外邪犯肺而致咳嗽时，则易形成肺胃同病的病机，肺胃二者又可相互影响而加重病情。素体脾虚痰伏之人，外邪犯肺，引动伏痰，即可形成脾虚痰阻的外感咳嗽。素体肾虚、肾不纳气之人，外邪犯肺引动冲气上逆，则形成肾不纳气基础上的外感咳嗽；亦可因肺病累及脾肾，久病者肺肾两虚、肾不纳气，而见内伤久咳动喘。

三、定性与定量相合

定性辨治是中医学辨证论治的基本形式，定性与定量相结合是提高中医辨治水平的方向。

传统中医学辨证论治的基本特点就是定性识别和定性干预。如八纲辨证按阴阳、表里、寒热、虚实属性定性，脏腑辨证、气血津液辨证、经络辨证、卫气营血辨证、六经辨证、三焦辨证等按部位定性。虚则补之，实则泻之，寒则热之，热而寒之正体现中医学的定性干预原则。无论外感病，还是内伤病，无外乎阴阳、表里、寒热、虚实属性和气血、脏腑、经络等病位深浅的不同，以及湿、痰、饮、瘀、毒等内外病邪之有无的区别。作为主要干预手段的中药无论单用还是复方，其本质仍是利用其寒、热、温、凉四气和五味偏性归经不同，以偏纠偏，从而实现阴阳平衡的恢复。

定性辨治的长处与不足均显而易见。现代中医如何继承与发扬？笔者认为，其核心就是继承定性（追求准确）和发扬定量（追求精确），这是现代中医提高辨治水平的方向和出路所在，当然也是难点所在。现代精准医学、人体健康与疾病新的信息识别技术及大数据挖掘等新的技术手段，为中医定量提供了可能。

就目前而言，按照钱学森先生提出的汇集群体专家经验，借助大数据挖掘技术，按照定性到定量的综合集成法进行，实现准确定性基础上的半定量辨治是可行的方案（相关内容有待进一步研究与实践，这里仅提出思路）。临床医生可经验性采用三分法或十分法进行定性和半定量辨治。如对于外感咳嗽而言，在充分了解了患者外感前的体质状态或内伤宿疾（如是气虚、阳虚，还是兼夹痰、湿、瘀血等病理状态）和发病所处的环境及诱因的基础上，对咳嗽状态先定性：确定邪实和正虚的性质和定位，一是确定邪的来源和组成，包括"审证求因"推测外邪之属性和是否有内生诸邪的夹杂，如湿、痰、瘀、火等；二是确定正气的强弱、虚的性质和脏腑定位，如是肺气虚还是肾阳虚等。再定量（其实是经验性的半定量）：一是区别正邪双方的对比力量及对预后转归的影响，从而确定标本缓急，决定治疗策略，或先扶正，或先祛邪，或扶正祛邪，或分阶段治疗；二是具体分析每一种病邪和正虚的权重，以决定相对应的调节比重，如复方中各种扶正、祛邪之品的权重，做到经验性半量化识别和经验性半量化调节。

病案举例：从状态辨治内伤基础上外感咳嗽案。

患者樊某，女，56岁，2001年9月21日初诊。

症见：着凉后咳嗽，痰多，夜间不能平卧1个月，曾有恶寒发热，现热退咳存，咳大量白黏痰，双下肢不肿，咳嗽夜重，平躺时重，疲乏欲寐，大便干结。舌淡红略暗，苔薄少津，脉沉细。平素怕冷，咳嗽因受凉加重。既往慢支病史10年，肺气肿病史5年，有冠心病及心律失常病史。

状态识别：第一步，判断患者体质及内伤宿疾状况。患者存在心肺宿疾，性属阳气不足、痰饮阻肺。第二步，确定诱发因素为感寒。第三步，由定性到定量识别：定性属虚实夹杂，虚为气和阳虚，定位在心、肾、肺（或是太阳和少阳）；实为痰饮，定位在肺兼及大肠；定量分析虚实并重。状态为：心肾阳虚，肺气不足，痰饮伏肺，腑气不通。属内外合病（内伤基础上外感），虚实并重。

状态调节：第一步，调节策略：标实兼顾，虚实并重。第二步，调节措施：温阳（心肾）益气（肺）固表、化痰消饮，兼以通腑降气。第三步，选方配药定量：以麻黄附子细辛汤合参苏饮加减。

处方：炙麻黄6g，炮附子6g，细辛3g，生艾叶9g，党参10g，苏子叶（各）10g，炙甘草10g，黄芩12g，椒目6g，郁金10g，知母10g，金沸草15g，紫菀15g，熟大黄5g，赤白芍（各）12g，炒杏仁9g，百部10g。6剂，水煎内服，日1剂，分服。

二诊（2001年9月28日）：咳嗽减轻，仍是夜重或平卧时易诱发，痰量减少，仍有疲乏。舌略淡，苔薄，脉沉细。

状态再次识别：患者状态改善，病性未变，但正邪力量对比发生改变。正气相对稳定，邪实减轻。

状态再次调节：加强扶正泻肺之功。

处方：椒目9g，黄芪15g，银杏肉10g，车前子10g，炙麻黄6g，炮附子6g，细辛3g，黄芩15g，生艾叶10g，炙甘草10g，郁金10g，知母10g，党参10g，苏子叶（各）10g，金沸草15g，紫菀15g，熟军5g，赤白芍（各）12g，炒杏仁9g，百部10g。6剂，服法同前。

三诊（2001年10月12日）：咳嗽明显减轻，夜间能平卧入睡，痰量减少，大便通畅，略有喘息，偶有心慌，体力有改善，舌淡红，苔薄，脉沉细。

状态再次识别和调节：外邪已除，心肾阳气得复，腑气得通，仍气虚痰阻，兼有心神失属，久病入络入血，血虚血瘀，总体来看仍正虚邪实相当，治当虚实并重，以益气温阳化痰、降气平喘，兼以补血活血定悸。扶正方面重在补益肺气，用黄芪、炙甘草占五分，干姜温脾阳合当归补心血各占两分半。余药以化痰消饮降气平喘为主，兼以活血通络。

处方：黄芪20g，川贝母9g，瓜蒌30g，丹参15g，牛蒡子15g，紫菀15g，当归10g，炙甘草6g，黄芩15g，椒目9g，干姜9g，苏子15g，葶苈子15g，知母10g，炒杏仁9g。7剂，服法同前。

后继以上方加减调治，患者症情平稳。

第二章　咳嗽从状态辨治各论

第一节　感染后咳嗽

感染后咳嗽（post infectious cough，PIC）的概念：当呼吸道感染的急性期症状消失后，咳嗽仍然迁延不愈，多表现为刺激性干咳或咳少量白色黏液痰，通常持续3～8周，X线胸片检查无异常。其中以病毒感冒引起的咳嗽最常见，又称为"感冒后咳嗽"。既往有PIC病史和咳嗽敏感性增加的患者更容易发生感染后咳嗽。PIC常为自限性，多能自行缓解，但也有部分患者咳嗽顽固，甚至发展成为慢性咳嗽。

感染后咳嗽偏于外感咳嗽范畴。因外感而发，往往外感症状已缓解，后遗咳嗽迁延，有向内伤咳嗽发展之趋势。正所谓"外感易治，咳嗽难医"。虽然大多数感染后咳嗽具有自限性，但病程不短，往往影响生活质量，患者常因咳嗽多次就诊。更重要的是部分患者反复发生PIC，可发展成慢性咳嗽、咳嗽变异性哮喘、慢性支气管炎。中医状态调治此类咳嗽具有明显优势，越早治疗效果越明显。中国《咳嗽的诊断与治疗指南（2015）》明确推荐了中医药治疗PIC，充分表明中医药的有效性成为中西医专家的共识。

一、临床表现及体征

（一）临床表现

刺激性干咳，多呈阵发性，夜间为重，为感冒、冷空气、灰尘环境、刺激性气体、运动、烟雾等诱发或加重，咳嗽呈现自限性，随时间推移而自愈。

（二）体征

一般无阳性体征。

二、病理生理与状态机制

（一）病理生理

目前认为感染后咳嗽的主要病理生理机制有：①呼吸道病毒感染，黏膜损伤后诱发的气道高反应性（短暂的气道和咳嗽受体的高敏感状态）；②黏液过度分泌导致的黏液潴留及黏液清除障碍；③上气道有持续性炎症或分泌物通过喉咽部时，可导致患者强刺激性咳嗽；④胃食管反流性疾病加重诱发咳嗽反射。

（二）咳嗽状态机制

从病入手，该病的临床表现为刺激性干咳，多呈阵发性，可因冷空气、灰尘环境、刺激性气体、运动、烟雾等诱发或加重，咳嗽呈现自限性，随时间推移而自愈。再往前推，患者从发病开始，往往有典型的外感咳嗽过程，或有寒热，或有咽痛、咽干，多有咳黄痰至咳白痰至干咳为主的过程。痰量则因人而异，或多或少，常有咽痒等症，或有胸闷、后背紧等不适。结合该病的群体临床表现特点和病理生理机制，从中医学角度来认知，可以得出以下思考点：①该类咳嗽介乎外感与内伤之间，因此辨治该病理状态，必须重视外感和内伤之间的关系。②咳嗽是标象，"见咳休治咳"，当治咳之本源。从现代医学来解释其本源是气道黏膜受损后的气道和咳嗽受体的高敏感状态。这种状态从中医学取类比象而言，可责之于风。可因虚生风，也可因痰生风。由于处于外感后，余邪未尽，或因兼夹痰、湿，其治法有别于单纯补虚息风或化痰息风。详见后面论述。③由于部分患者存在虚火喉痹、鼻䶧、反酸等内伤宿疾所致相关咳嗽机制，除针对感染后咳嗽本身外，还必须兼顾其他，具体策略见相关章节。④加快受损黏膜的修复，尤其对初期咳黄脓痰较多的患者，适当借鉴肺痈、跌打损伤等后期促进修复的措施，如活化血瘀法、敛疮生肌法等，可有助于促进修复并缩短病程。

三、咳嗽状态辨治

（一）核心状态要素识别

1. 风

风是感染后咳嗽最重要的状态要素。原因有：①其咳嗽症状特征与风邪发病特点相似，且往往可因受风而诱发。②通过祛风、散风治法可以提高疗效。此风特性既非单纯之外风，也非单纯中医学上常见之肝风内动等内风，与本脏肺的生理、病理特点及关联脏腑有关，可因痰生风、因虚生风，或因外邪未尽，虚邪留滞，遇风触冒而发。

感染后咳嗽风的状态要素的形成，一方面与病邪相关，如外风虚邪、痰浊等；另一方面与气机失调及脏腑相关，如肝肺相关、肺胃相关等。对于外风而言，多属余邪未尽，或属因虚受风，或不耐受风而发，表现为虚邪留滞。临床上，咳嗽常因受外风而发，或因呼吸气流而诱发。感染后咳嗽的咳嗽为阵发性，表现似风，实与气机不平关系密切。这种气机升降异常，尤其是突发升降异常，导致肺之宣降失衡而咳嗽阵作，同样具有风的特性。患者常诉咽痒或气上冲而咳嗽，一咳惊涛拍岸，重则言不成句，甚则出现小便失禁、呕吐、腹部肌肉拉伤等，不咳则风平浪静。痒的诱因虽多因气味刺激、气流刺激、寒热刺激而发，其内在机制则在于肺气不平，并受相关脏腑功能失调影响。如：肝升太过，肺降不及而咳嗽；胃气上逆引动肺气上逆而咳嗽；肺与大肠相表里，腑气不通累及肺气不降而咳嗽。对于感染后咳嗽风的状态要素要深入分析，个性化处理才能提高疗效。

2. 虚

（1）因虚感邪

其发病属于虚人感邪而咳嗽，审证求因，当分辨气虚、阳虚还是阴虚的不同。由于因虚感邪，邪祛不易尽而留滞肺窍咽喉或毛窍腠理，易感触而发。尤其素体气阳不足者，外感表证虽去，但表虚更甚，肺窍咽喉及毛窍腠理或怕风，或怕寒，遇风寒感触，易引发肺气宣降不利，则咳嗽阵作。这里要注意：中医学常说夜咳主虚寒，但不要把所有夜间咳嗽都当做虚寒处理。如感染后咳嗽常见的睡前躺下即咳、咳后可安然入睡的夜咳，或是夜间觉咽中有痰作、痰不出咳不止之夜咳，一般不属虚寒，前者无特别意义，属于体位改变牵拉气管诱发咳嗽反射；后者则主于痰，而非虚。

（2）感邪后因实致虚

这种虚非一般传统中医学所指的全身状态的气血阴阳不足，而是表现为咽喉气管局部之虚，表现为感染后咳嗽气管黏膜的损伤，正是这种损伤与气道、咳嗽受体的高敏感状态密切相关。用中医学的语言可解读为，因邪致虚，因虚不耐受常态环境（饮食、气流等非六淫、五邪致病因素），表现为因虚生风（局部之虚生局部之风），脏气气机不平，或因风动咽痒，或因脏气不平，气上冲而咳作。此种虚风或气冲，宜调和宣降，并适当收敛，慎用温燥补益，并当兼顾余邪及痰湿等标实进行处理。

3. 寒

寒是感染后咳嗽不能忽视的重要状态要素之一。不少患者咳嗽迁延，不耐风寒，吹风受凉常诱发咳嗽反复。该状态病机形成常表现为两种形式：一是因素体阳气不足，感寒而发，病后更伤阳气，表现为夜咳明显，不耐空调冷气，此属虚寒不耐作咳；二是因失治误治，如不少咳嗽患者早期表现为风热咳嗽，发热咽痛，或伴有咳黄痰，过用寒凉（包括不合理使用抗菌药物）或伤阳，或阻遏阳气，导致寒邪留滞，肺失宣降，咳嗽反复，迁延难愈。

4. 痰

对于感染后咳嗽而言，痰作为状态要素，主要表现在内伤基础上的外感迁延咳嗽。如慢支急发迁延期和慢性喉痹外感后，其后期咳嗽迁延可因痰生风，表现为自觉黏痰附着咽喉、气管而咳，尤其是黏附于声带、声门附近的敏感处。可在进餐后、睡前躺下、起夜活动后出现，需咳出或咳顺少许黏痰，咳嗽始得停止。此种痰非湿痰，属于燥痰和风痰范畴，当祛风、散风、润燥并用，即风痰并治。

5. 湿

对于感染后咳嗽而言，湿也是一种不能忽视的状态要素。

湿与地域、季节和体质有关。地域主要表现在南方（岭南尤甚），季节则长夏明显。与地域和季节相比，临证更要关注的是个体湿性病理状态，如素体湿性病理状态，因宿疾内伤、失治误治、饮食不当等而致脾虚湿阻状态，此类人群或在湿性基础上感邪作咳，或因感邪后湿浊内生，临证处理不当，痰与湿结，往往病程迁延，咳嗽不易缓解。

6. 瘀

瘀作为感染后咳嗽的状态要素，是由现代病理生理机制推导而出，临证中患者不一定有血瘀的征象。本书中将其作为一个状态要素提出，重点在于治疗策略。因为，活血化瘀有助于损伤的修复，一方面可缩短本次病程，另一方面亦可能预防形成外感后易咳嗽迁延状态。由于感染后咳嗽气道损伤来源六淫外邪，类似疮疡，对于咳嗽早期咳黄脓痰明显的患者，此法尤为适用。如果本来患者就存在血瘀的基础，使用活血化瘀法则意义更大。

（二）核心状态要素干预

调节原则：辨病与人体状态辨识相结合，并重视内伤与外感的联系。充分识别和处理好虚、风、痰、湿、寒等状态要素，必要时辅助用活血化瘀法促进气管损伤的修复，以缩短病程。

1. 风

风是感染后咳嗽最重要的状态要素。临证可表现为风邪留滞、因痰生风、脏腑气机失衡而内风扰肺等。

核心用药：苏叶、防风、蝉蜕、前胡、生石决明、白芍。

组合用药举例：

止嗽散合参苏饮思路：白前、百部、苏叶、党参等，适用于感染后咳嗽正虚风滞状态。

三拗汤合贝母瓜蒌散（《医学心悟》）思路：炙麻黄、苦杏仁、生甘草、象贝母、瓜蒌仁等，适用于感染后咳嗽因燥痰生风状态。

止嗽散合天麻钩藤汤（《小儿卫生总微论方》）思路：白前、百部、天麻、蝉蜕等，适用于感染后咳嗽肝气不平、内风扰肺状态。

2. 虚

对于感染后咳嗽中虚的状态要素，要区分好全身之气血阴阳偏虚不足与气道受损不耐刺激之局部偏虚的不同。如果存在全身性的虚损不足，治疗时一定要有所兼顾，如根据阳虚不耐寒凉、阴虚不耐温燥等特点处理。由于本证外感而来，补虚还要处理好度和量，患者或因余邪未尽，或兼内生痰热湿火之不同。前人"炉烟虽熄，灰中有火"之意，值得本病证借鉴。全身状态之虚以气虚肺气不敛、阴虚肺气不肃和阳虚不耐寒凉为治疗重点。局部状态之虚在于肺管肺络受伤，余邪留滞，气机不平。

核心用药：五指毛桃（南芪，又名五爪龙）、太子参、玉竹、山萸肉、沙参、麦冬、珍珠母、田七、白及。

组合用药举例：

变化三拗汤（自拟方）加味思路：麻黄根、太子参、五味子、百部等，用于感染后咳嗽属气虚肺气不敛状态。

沙参麦冬汤合止嗽散思路：沙参、麦冬、百部、白前等，用于感染后咳嗽属津伤肺气不肃状态。

加减补络补管汤（在张锡纯方基础上加减）合止嗽散思路：珍珠母、田七、白及、百部、白前等，适用于感染后咳嗽属肺管肺络受伤，余邪留滞，气机不平状态。

关于阳虚不耐寒凉状态见下文寒状态要素调节。

3. 寒

寒是感染后咳嗽咳嗽迁延的重要状态要素之一。干预的要点分两个方面：一是阳虚不耐寒凉状态；二是阳气被遏，寒热错杂，不耐寒热状态。

核心用药：熟附子、细辛、川椒、桂枝、艾叶、干姜。

组合用药举例：

麻黄附子细辛汤合桂枝加厚朴杏子汤思路：炙麻黄、熟附子、桂枝、苦杏仁等，适用于感染后咳嗽属阳虚不耐寒凉状态。

三拗汤合柴胡桂枝汤思路：炙麻黄、苦杏仁、桂枝、柴胡等，适用于感染后咳嗽属阳气被遏、寒热错杂、不耐寒热状态。

4. 痰

感染后咳嗽的状态要素痰，多有内伤基础，最多见于慢支急发后迁延咳嗽和慢性喉痹患者外感后咳嗽迁延。此痰多属燥痰或风痰范畴，当风痰并治，散风润燥并用。

核心用药：生牡蛎、金沸草、柏子仁、紫菀、象贝母、白芥子。

组合用药举例：

止嗽散合消瘰丸（《医学心悟》）合三子养亲汤思路：百部、白前、生牡蛎、象贝母、白芥子等，适用于感染后咳嗽迁延、痰阻气道、风痰扰喉状态。

5. 湿

感染后咳嗽的状态要素湿，临证当分偏寒湿和湿热的不同。

核心用药：薏苡仁、砂仁、茵陈、白扁豆、扁豆花、厚朴花。

组合用药举例：

麻杏苡甘汤合三仁汤思路：炙麻黄、苦杏仁、半夏、生薏苡仁、厚朴等，适用于感染后咳嗽湿阻气逆偏寒状态。

麻杏苡甘汤加茵陈、麦芽思路：炙麻黄、苦杏仁、生薏苡仁、茵陈蒿、麦芽等，适用于感染后咳嗽湿阻气逆偏热状态。

6. 瘀

活血化瘀有助于感染后咳嗽气道损伤的修复，尤其是针对咳嗽初期咳黄脓痰量多者。

核心用药：田七片、刘寄奴、白及、珍珠。

组合用药举例：参见虚状态要素干预中的加减补络补管汤（在张锡纯方基础上加减）合止嗽散思路。

四、临证验案

病案一

患者刘某，女，33岁，广东人，2009年8月10日初诊。

患者职业为教师，平时有慢性鼻咽炎病史多年，常有咽痛反复发作，平素受凉则鼻塞，间中有喷嚏。感冒后易咳嗽迁延，1～2个月始能缓解。1个月前受凉后出现咽痛，咽干，伴有发热，并有咳嗽，初时咳黄白黏痰。经外院抗生素抗感染及化痰止咳治疗后，发热退，痰量渐减少，但咳嗽迁延，以干咳为主，偶咳少量白黏痰，咽痒，气上冲而作咳，夜间躺下、说话或激动可诱发咳嗽阵作，咽中有痰感，不易咳出，稍有咽干，大便调，现无鼻塞及喷嚏。2周前查胸片双肺未见异常。

查体：咽部稍充血，扁桃体稍大，咽后壁淋巴滤泡增生，听诊双肺未及干、湿啰音。舌淡红，质稍嫩，薄白微腻苔，脉细略滑。

西医诊断：感染后咳嗽，慢性鼻咽炎。

中医诊断：咳嗽，虚火喉痹。

中医状态：余邪未尽，气阴已伤，痰浊干肺，肺失宣降。

状态定性识别：病性属本虚标实，本虚为气虚和阴虚，标实为痰浊余邪；病位在肺和咽喉。

状态定量分析：虚实对比，虚实各半，虚以阴虚为主。重点不在虚实，而在气机未平、肺之升降失衡。

状态调节策略：宣降肺气，兼以化痰息风，养阴敛肺。

处方：炙麻黄6g，苦杏仁15g，防风15g，生甘草10g，白芍15g，法半夏10g，苏子10g，紫菀15g，百部15g，玉竹10g，木蝴蝶10g，生牡蛎（先煎）30g，浙贝母15g，红花10g。5剂，水煎内服，日1剂，分服。

1周后复诊，诉服药3剂后，咳嗽明显减轻，基本无痰，汗出稍多，咽稍痛，前方去麻黄、法半夏、苏子，加银花藤15g，炙枇杷叶15g。调理2周，患者咳嗽完全平复。

病案二

患者荣某，女，47岁，北京人，2000年4月7日初诊。

外感着凉后，咳嗽迁延半月余。夜间咳甚，咳少量白痰，咽痒明显，咽不痛，口稍干，大便调，无胃脘痛等不适。平素易咽干口燥，感冒后易咳嗽。既往慢性咽炎、慢性胃炎史。舌胖嫩红，苔薄黄，脉细略数。

西医诊断：感染后咳嗽，慢性咽炎，慢性胃炎。

中医诊断：咳嗽，虚火喉痹。

中医状态：素体阴液不足，外感风热，历经半月余，津伤更甚，而余邪未尽，肺失宣降状态。

状态定性识别：病性属正虚感邪，内伤基础上外感，状态属本虚标实，本虚为阴虚，标实为痰热余邪，因痰生风。病位在肺和咽喉。

状态定量分析：虚实对比，虽虚实各半，但余邪未尽。

状态调节策略：重点在散风化痰，兼以养阴清热，以复肺之气机升降。

处方：炙麻黄5g，生艾叶10g，炒杏仁9g，沙参15g，牛蒡子15g，金沸草15g，象贝母12g，蝉蜕6g，防风10g，黄芩15g，茅芦根（各）15g，白前10g，桔梗9g。7剂，水煎内服，日1剂，分服。

中成药：清肺饮3瓶，分3日服完（为北京中医药大学东直门医院院内制制）。

二诊（2000年4月14日）：药后咳减，痰减少，咽痒减，仍口干，纳可，大便调。舌略红苔薄，脉细无力。效不更方，在前方基础上加知母。

处方：炙麻黄5g，生艾叶10g，炒杏仁9g，沙参15g，牛蒡子15g，金沸草15g，象贝母12g，蝉蜕6g，防风10g，黄芩15g，茅芦根（各）15g，白前10g，桔梗9g，知母10g。5剂，水煎内服，日1剂，分服。

第二节 急性气管-支气管炎

急性气管-支气管炎（acute treacheobroncitis）简称急支，是由生物、物理、化学刺激或过敏等因素引起的气管-支气管黏膜的急性炎症。临床主要症状有咳嗽和咳痰。常见于寒冷季节或气候突变时，也可由急性上呼吸道感染蔓延而来。

急性气管-支气管炎属于中医学咳嗽范畴，从外感和内伤的角度分类，则属于外感咳嗽。临床当分两种情况，一种是无明显内伤基础，由于疲劳、起居不节等原因导致正气一时不足或相对不足感受外邪而发病，表现为典型的外感咳嗽状态。另一种是存在内伤基础，在内伤基础上感邪而发病。内伤基础可因体质导常，或是由于内伤宿疾的存在。前者有素体气虚、阴虚、阳虚，或是痰湿、阳亢，或是禀赋异常；后者则包括各种慢性疾病的存在，具体可分为肺系内伤、心系内伤、肾系内伤、脾系内伤、肝系内伤等，包括现在医学的慢性支气管炎、慢性阻塞性肺疾病、支气管扩张、支气管哮喘、慢性鼻咽炎、慢性心衰、高血压、慢性肾衰竭、胃食管反流、慢性肝病、糖尿病等。由于内伤基础的存在，外感与内伤相互影响，往往令状态复杂，有别于典型外感咳嗽。对于内伤基础上的外感咳嗽，尤其适用于通过状态辨识和调节来处理，以提高疗效。

一、临床表现及体征

（一）临床表现

急支起病较急，常先有急性上呼吸道感染症状。全身症状一般较轻，可有发热，多为38℃左右，多于3～5天降至正常。主要表现为咳嗽、咳痰，先为干咳或咳少量黏液性痰，随后可转为黏液脓性痰或脓性痰，痰量增多，咳嗽加剧，偶可痰中带血，咳嗽可延续2～3周才消失，如迁延不愈，可演变成慢性支气管炎。如支气管发生痉挛，可出现程度不等的气促，伴胸骨后发紧感。

并发症：如不经适当治疗可引起肺炎。对于儿童而言，如存在营养不良、免疫功能低下、先天性呼吸道畸形、慢性鼻咽炎，不但易患支气管炎，且易并发肺炎、中耳炎、喉炎及副鼻窦炎。对于部分成人而言，或因基础疾病的存在，尤其是存在免疫缺陷或脏器功能不全，或因高龄，发病后不仅易发展成肺炎，往往加重原有疾病，严重者可危及生命。临床表现复杂多变，不可轻视。

（二）体征

体征不多，呼吸音常正常，可以在两肺听到散在的干、湿性啰音。啰音部位不固定，咳嗽后可减少或消失。

二、病理生理与状态机制

1. 病理生理

急性气管-支气管炎其主要病因及机制包括三方面：

（1）微生物感染

可以由病毒、细菌、非典型病原体（衣原体和支原体）直接感染，也可因急性上呼吸道感染的病毒或细菌蔓延引起，也可在病毒感染的基础上继发细菌感染。常见病毒为腺病毒、甲型和乙型流感病毒、冠状病毒、鼻病毒、单纯疱疹病毒、呼吸道合胞病毒和副流感病毒；常见细菌为流感嗜血杆菌、肺炎链球菌、卡他莫拉菌等；衣原体和支原体感染也常见。

（2）理化因素刺激

因过冷空气、粉尘、刺激性气体或烟雾（如二氧化硫、二氧化氮、氨气、氯气等）的吸入，对气管-支气管黏膜急性刺激和损伤引起。

（3）过敏反应

常见的吸入致敏原包括花粉、有机粉尘、真菌孢子等，或因对细菌蛋白质和过敏，引起气管-支气管炎症反应。

2. 咳嗽状态机制

对急支咳嗽状态的辨识，可分两种情况进行：一类是针对无内伤基础的急支咳嗽，另一类是内伤基础的急支咳嗽。

无内伤基础的急支咳嗽，一般可从风寒咳嗽、风热咳嗽及风燥咳嗽立论。对此，本章不作详细讨论。下面重点分析内伤基础上的急支咳嗽，其状态机制主要有内外合邪、正虚感邪、脏腑相关。

（1）内外合邪，同气相求

内外合邪是指内生诸邪与六淫等外来之邪相合，而形成内伤基础上外感咳嗽。内外合邪主要是针对邪气而言，包括了内生之邪和外来之邪。内生之邪包括风、火、寒、燥、痰、湿、饮和瘀等机体内在之邪；外来之邪包括六淫、时行之气以及现代环境变迁带来的大气污染等。对急支咳嗽而言，内生之邪与痰、燥、火更密切；外来之邪以风、热、燥和寒为多。内外合邪有一定的规律，主要表现为"同气相求"。即素有内寒之人，则易感受外寒，形成两寒合邪之势；内热素盛之体，更易感受风热之邪；禀质偏燥之人，燥金当令，则易发内外皆燥之咳嗽；而痰湿素盛之体，则易与湿邪和（或）寒邪"同气相求"，从而形成内伤基础上的外感咳嗽。另外，内外合邪，同气相求，往往具有时间和季节规律，这与四季客气当令和时间段的阴阳属性有关。如春季风木、夏季热火、长夏湿土、秋季燥金、冬季寒水，子时凌晨属阴易寒、日中午后属阳易热等。

（2）正虚感邪，气有定舍

由于机体气、血、阴、阳偏衰，外邪乘虚侵袭机体而发病。故正虚感邪是外感咳嗽的重要发病基础。如吴德汉在《医理辑要》所说："要知易风为病者，表气素虚；易寒为病者，阳气素弱；易热为病者，阴气素衰；易伤食者，脾胃必亏；易劳伤者，中气必损。须知发病之日，即正气不足之时。"正虚感邪，往往虚处留邪，而表现为气有定舍，如不同性质的外邪易和特定禀质虚实的脏腑相合。如《素问·咳论》所言："五脏各以其时受病，非其时各传与以之。人与天地相参，故五脏各以治时，感于寒则受病，微则为咳，甚则为泄为痛。乘秋则肺先受邪，乘春则肝先受之，乘夏则心先受之，乘至阴则脾先受之，乘冬则肾先受之。"如素体肝经郁热或肝阳偏亢之人，外来风热之邪与风木之脏的禀质相合而发生肝肺相关的内伤基础上的外感咳嗽；素体心气、心阴不足之人，暑热之邪易通于心而发暑热咳嗽；素体脾虚湿盛之人，外湿易从其性而相合而发生外感夹湿咳嗽；素体肾阳不足之人，易后背着凉而发生寒邪咳嗽；素体肺燥之人，外燥易与之相合而发生燥咳。

（3）脏腑相关

生理上五脏相关，病理上五脏亦相互影响。外感咳嗽病位主在肺，但与脾、肾、肝等脏腑相关。如赵献可在《医贯》中明确提出："故咳嗽者，必责之肺，而治之之法不在于肺，而在于脾。不专在脾，而反归功于肾。盖脾者肺之母，肾者肺之子。"如素体肺肾阴虚之人，外邪乘虚犯肺，即可形成肺肾阴虚的外感咳嗽；素体脾虚痰伏之人，外邪犯肺，引动伏痰，即可形成脾虚痰阻的外感咳嗽；素体肾虚、肾不纳气之人，外邪犯肺引动冲气上逆，则形成肾不纳气等内伤基础上的外感咳嗽；素体肝阳偏亢之人，由于肝升太过，必然影响肺之肃降，一旦外邪犯肺而致肺失宣降时，则可形成肝肺相关的病机状态；素体胃失和降的病人，当外邪犯肺而致咳嗽时，则易形成肺胃同病的病机状态；平素便秘的患者，多素有腑气不通的病机存在，由于肺与大肠相表里，在发生外感咳嗽时，则易出现肺肠同病的病机状态。

总之，内伤基础上急支咳嗽状态的形成，存在明显的脏腑相关性。

三、咳嗽状态辨治

（一）核心状态要素识别

1. 寒

寒是急支咳嗽最重要的状态要素。无论是中医经典论著，如《黄帝内经》《医门法律》《医学心悟》等著述中的医家观点，还是笔者自身的临床实践经验，均认为寒邪既是急支咳嗽的重要致病因素（甚至是首位致病因素），也是治疗的重要着力环节。如《素问·咳论》中"皮毛者肺之合也，皮毛先受邪气，邪气以从其合也。其寒饮食入胃，从肺脉上至于肺则肺寒，肺寒则外内合邪因而客之，则为肺咳"的论述，指出了肺咳的重要病机是肺受内寒和皮毛受外寒，内外合邪而致。《医门法律》亦言："夫形寒者，外感风寒也；饮冷者，内伤饮食也。风寒无形之邪入内与饮食有形之邪相合，必留恋不舍。"《医学心悟》对《伤寒论》中有关伤寒兼咳的原因进行分析：

"……少阳证兼咳者，以其肺有寒也……直中证兼咳嗽者，亦寒气上束于肺也……水气证兼咳嗽者，以寒水上射于肺也……以上三证，皆感寒水之气而咳，故谓咳为肺寒也。"以上充分说明寒邪是外感咳嗽的重要状态要素，古人相当重视，并以寒邪为外邪之首。

现今由于居处条件改善，外受风寒较古时明显减少。但北方有冬季，南方夏季有空调，受寒的机会也不少。更重要的是，感受寒邪与内伤基础的存在有密切关系。内外合邪，同气相求，素体阳气不足易感受寒邪而发病。包括体质属阳气不足、卫阳不固患者，以及存在内伤宿疾如风心病心衰、病态窦房结综合征、慢性肾功能不全等属心肾阳虚患者，易感风寒之邪而发病。即便感受风热之邪也易寒化。另外，不能忽视临床上存在外感咳嗽因误用、过用寒凉所致阳损寒滞的迁延咳嗽。因此，要充分认识到寒邪状态要素在内伤基础上外感咳嗽中的重要性。

2. 风

风是急支咳嗽的状态要素之一。风为百病之长，外邪犯肺，风邪常伴随寒、热、燥、湿等邪而入。临床常表现为风寒犯肺、风热袭肺、风燥伤肺、风湿困肺等状态。风邪犯肺卫，表现为肺窍症状如喷嚏、鼻痒、咽痒等；表现为肺卫症状如恶风等。风邪常表现在两个阶段：一是表现在发病早期，作为重要的致病因素；二是表现在病程后期，常表现为余邪未尽、虚邪留滞状态，而呈咳嗽迁延、干咳无痰、遇风易作等特点。

3. 热

热是急支咳嗽状态要素之一，常具有阶段性。或风热袭肺，或风寒入里化热。临床医师一般不会忽视热邪为患。尤其是感邪病原菌属细菌者，常表现为阶段性的痰热状态。这种风热和痰热状态往往是阶段性的，或是兼夹性质。随着病程演变或是治疗干预，风热和痰热往往3~5天缓解。尤其要注意联合用抗生素治疗时，不可过用寒凉，对于寒热错杂当寒温并用以防偏性为害。

4. 燥

燥是急支咳嗽状态要素之一，常具有地域性和季节性特点。北方秋季燥邪当令，因入秋早晚气温差异以及患者燥热病理体质或为宿疾伤阴内热状态者，内外合邪，同气相求，可表现为凉燥或温燥的不同。如临床患者消渴宿疾不愈，阴虚燥热之体，往往不耐受秋冬燥邪而发病；亦可因感受风热外邪，失治误治，伤阴化燥作咳等。

5. 湿

湿是急支咳嗽状态要素之一，作为致病因素而言，有外湿和内湿之分。外湿往往有地域性和季节性的特点，内湿则往往与体质及相关内伤宿疾有关。临证也容易表现出作为外感咳嗽的状态要素，但往往是内湿为基础，内外合邪而成。或风寒夹湿，或风寒外束、湿热内蕴，或痰湿阻肺等。此类患者常存在素体湿盛，或脾气、中阳不足的内伤基础，内外合邪而发病。临床常兼夹发热反复、头身困重、脘腹痞满、纳呆、大便不爽等症，苔或多或少兼有腻象。

6. 虚

虚是急支咳嗽重要内伤基础状态要素。外感咳嗽的发生，多发生在一时正气不足，或正气亏虚的基础上。一时不足感受外邪而发病，常表现为无内伤基础的外感咳嗽。而素体正气不足，则是急支咳嗽的重要内伤基础。正气不足包括气血阴阳的偏亏，视素体不足和相关内伤宿疾的存在不同而异，还可兼夹痰、湿、瘀内生诸邪。常以肺气不足、肺脾气虚、肺胃阴虚、阴虚阳亢、肺肾两虚、心肾阳虚等多见。患者或属易感冒体质，或属内伤宿疾（如慢性支气管炎、慢性阻塞性肺病、支气管扩张、支气管哮喘、糖尿病、慢性心功能不全、慢性肾功能不全等）而见虚损状态表现。如慢支及慢阻肺常见肺脾气虚、肺脾肾虚等，支气管扩张常合并气虚、气阴两虚等，支气管哮喘常合并肺脾气虚、气阳两虚等，糖尿病常合并阴虚、气阴两虚等，慢性心肾功能不全患者常合并心肾阳虚等虚损状态。临床上正虚感邪，常表现为虚实夹杂，外邪可进一步伤损伤正气，如耗伤气津，损伤阴阳，加重原有脏器功能不足，甚至正虚邪陷。

7. 痰饮

痰既可由于外邪犯肺，正邪交争，津液敷布失常而生（痰生于肺），亦可作为内伤宿疾中既存之痰而出现，如慢性支管炎、慢性阻塞性肺疾病、支气管扩张、支气管哮喘等。慢支及慢阻肺患者常以痰湿、痰饮或痰浊存在，支气管哮喘患者常以寒痰、风痰存在，支气管扩张常以痰热夹虚状态而存在。感受外邪并发急支时，常表现为原有疾病的加重，痰浊属性常因正邪交争而相兼，并可出现寒热转化，或寒热错杂，或表里同病的复杂病理状态。

饮属阴邪，常作为状态要素并存于内伤宿疾，如支饮、痰饮、溢饮等。对于本章讨论的急支而言，重点是指支饮为患。喻嘉言认为痰饮是咳嗽病机中非常重要病理基础，其在《医门法律》中说："……盖咳嗽必因之痰饮，而五饮之中，独膈上支饮最为咳嗽根底。外邪入而合之固嗽，既无外邪而支饮溃入肺中，自令人咳嗽不已，况支饮久蓄膈上，其下焦之气逆从而上者，尤易上下合邪也。……不去支饮，其咳终无宁矣。"临床常见于慢支、慢阻肺、支气管哮喘等证属阳虚饮停者，或见于慢性心肾功能不全证属阳虚水泛、凌心射肺者。感染外邪，也可出现寒热错杂状态。

8. 瘀

瘀血常作为内伤基础的状态要素而存在，由于内伤宿疾不愈，久病入血入络，或是存在局部瘀阻，络脉不畅通；对于感邪发生外感咳嗽而言，瘀血和肺络不畅作为状态要素，也会对病机转归产生影响。按照传统观点，对于外感病，临证治疗先外感后内伤，瘀血一般先不处理，但肺络不通往往不利于正气驱邪外出以及脏腑损伤的修复。因此，在治疗时应当兼顾治疗。

9. 肝阳偏亢

阳旺，尤其是肝阳偏亢，可作为一种重要的状态要素而影响急支外感咳嗽。由于肝肺相关，肝阳上亢不利于肺气的肃降。而且由于存在阴虚阳亢的内伤基础，易感受风热之邪，形成风热阳亢相互助长之势，不利于肺气的肃降。因此，在状态调节时必须兼顾，予清肝平木，则有助于平衡肺之升降，从而缓解咳嗽症状。

（二）核心状态要素干预

1. 寒

对于急支咳嗽最重要的状态要素——寒进行干预，临证当分是来自外界六淫之外寒，还是来自阳虚内寒。

核心用药：麻黄、桂枝、苏叶、细辛、生姜、干姜。

组合用药举例：

三拗汤（《太平惠民和剂局方》）合止嗽散（《医学心悟》）思路：麻黄、苦杏仁、白前、紫菀等，适用于急支咳嗽，风寒袭肺、肺失宣降状态。

小青龙汤（《伤寒论》）或三拗汤合苓甘五味姜辛汤（《金匮要略》）思路：麻黄、桂枝、干姜等，适用于急支咳嗽，外寒内饮、痰阻气逆状态。

2. 风

风为急支咳嗽的重要状态要素，初期作为外邪犯肺，常伴随寒、热、燥、湿等邪而入。在病程后期，常表现为余邪未尽、虚邪留滞状态，遇风作咳。干预上当区别对待。

核心用药：苏叶、防风、白芷、白前、前胡、蝉蜕。

组合用药举例：

分别参见状态要素寒、热、燥、湿相关干预思路。

3. 热

热作为急支咳嗽的状态要素，既可以是直接感受风热之邪，也可是风寒入里化热，或素体内热或痰热之人感受风寒或风热之邪而成。

核心用药：黄芩、桑白皮、生石膏、牛蒡子、桑叶、芦根。

组合用药举例：

三拗汤合桑菊饮（《温病条辨》）思路：麻黄、桑叶、前胡等，适用于急支咳嗽属风热外袭、肺失宣肃状态。

麻杏甘石汤（《伤寒论》）思路：麻黄、杏仁、石膏、甘草等，适用于急支咳嗽，表寒里热、肺失宣降状态。

4. 燥

燥作为急支咳嗽的状态要素，具有鲜明的地域、季节及个体属性，临证一定要采取三因制宜策略，给予针对性或预防性处理。

核心用药：杏仁、瓜蒌仁、知母、象贝母、沙参、柏子仁。

组合用药举例：

杏苏散（《温病条辨》）思路：苏叶、前胡、杏仁、甘草等，适用于急支咳嗽属凉燥外袭、肺失宣降状态。

桑杏汤（《温病条辨》）思路：桑叶、杏仁、象贝、栀皮、梨皮等，适用于急支咳嗽属温燥外袭、肺失宣肃状态。

清燥救肺汤（《医门法律》）思路：桑叶、阿胶、枇杷叶、人参、麦门冬、杏仁等，适用于急支咳嗽属温燥伤肺、气阴两伤状态。

5. 湿

湿作为急支咳嗽的状态要素，外湿困肺相对少见，而以湿性病理体质状态或内伤宿疾表现为脾虚湿困状态者感受外邪相合为病多见。

核心用药：杏仁、薏苡仁、扁豆花、藿香、茯苓、苍术。

组合用药举例：

麻杏苡甘汤（《金匮要略》）思路：麻黄、杏仁、薏苡仁、甘草，适用于急支咳嗽属风湿阻肺、肺失宣肃状态。

三拗汤合藿香正气散（《太平惠民和剂局方》）思路：麻黄、杏仁、藿香、紫苏、陈皮等，适用于急支咳嗽属风寒犯肺、湿浊中阻状态。

6. 虚

虚作为急支咳嗽的重要状态要素，往往表现为虚性内伤基础的存在对外感咳嗽的影响。临证当区分气虚外感咳嗽、阳虚外感咳嗽、阴虚外感咳嗽的不同进行干预。关键在于处理好外感与内伤、虚与实之间的关系，尤其是病机属性上存在矛盾的虚实关系，如气虚有热、阴虚夹痰等。

核心用药：

（1）气虚常用药物：黄芪、党参、太子参。

（2）阴虚常用药物：沙参、百合、玄参。

（3）气阴两虚常用药物：西洋参、黄精、玉竹。

（4）阳虚常用药物：附子、桂枝、干姜。

组合用药举例：

参苏饮（《太平惠民和剂局方》）思路：党参、苏子、陈皮、前胡、法半夏等，适用于急支咳嗽属气虚感寒、痰浊阻肺、肺失宣降状态。

麻黄附子细辛汤（《伤寒论》）加味思路：麻黄、附子、细辛等，适用于急支咳嗽属心肾阳虚、风寒犯肺、肺失宣降状态。

三拗汤合养阴清肺丸（《中华人民共和国药典》2010版一部）思路：麻黄、杏仁、川贝母、麦冬，白芍等，适用于急支咳嗽属肺阴不足、风热袭肺、肺燥失肃状态。

7. 痰饮

（1）痰

急支咳嗽之痰，虽有内伤既有之痰和外感新生之痰之别。但无论外感还是新生，机制或为正邪交争，灼津成痰；或为脏腑功能失调，水液敷布失常，三焦通调失度，津液代谢异常；痰往往是果而非因。故干预的重点在本、在因，正所谓"正本清源"之意。故热痰当清，寒痰当温，风痰当散，燥痰当润，脏腑功能必调，三焦水道必畅。既成之有形之痰当排，给邪以出路，以助肺之宣发肃降，此乃治标之法，亦不可偏废。如此，肺方得平，咳方得止。临证状态调节，还当重视脏腑相关，或清肝平木，或柔肝滋肾，或肺肠同治，或肺胃同治，或培土生金等，如此，效更显、更持久。

痰相关核心用药及组合用药思路参见慢支及支扩章节相关内容。

（2）饮

饮常与痰相伴而发。常因素体阳气不足，或多有慢支、慢阻肺、支气管哮喘等证属阳虚饮停，或见于慢性心肾功能不全证属阳虚水泛、凌心射肺者又并发外感咳嗽。治疗重在"温药和之"，或散寒蠲饮，或兼温补脾肾心阳。常用方药以小青龙汤、真武汤、五苓散合方加减为治。如饮郁化热而成寒热错杂状态，又当权衡后温清并用。

8. 肝阳偏亢

肝阳偏亢作为干预的状态要素，重点是处理好肝肺的升降失衡和外风、内风相合为病的关系。对于前者当清肝平木，复肺宣降之常；对于后者应内外同调，外散风热，内息肝风，从而缓解咳嗽症状。

核心用药：羚羊角、生石决明、天麻、菊花、夏枯草、黛蛤散。

组合用药举例：

小柴胡汤合（《伤寒论》）羚角钩藤汤（《通俗伤寒论》）化裁思路：柴胡、黄芩、法半夏、羚羊角、桑叶、象贝母等，适用于急支咳嗽属风热外袭、肝阳上亢、肺失肃降状态。

泻白散（《小儿药证直诀》）合黛蛤散（《中华人民共和

国药典》2010版一部）思路：桑白皮、知母、青黛等，适用于急支咳嗽属外则风热袭肺、内则肝火犯肺、肺失肃降状态。

四、临证验案

患者，王某，女，68岁，广东人，2008年5月8日初诊。

患者为退休工人，2型糖尿病史10余年，服降糖药制控制。平素易咽干口燥，大便偏干。5天前汗出当风，出现咽痛，鼻塞流涕，伴有发热，最高38.9℃，于西医院就诊，考虑为上呼吸道感染，予抗生素抗感染，并予解热镇痛药服用。经治疗后发热退，咽痛减轻，咽痒咳嗽，咳黄白黏痰，量少，不易咳出，口干，大便干，2日未行。查体：咽充血，左扁桃体稍肿大，双肺未及干啰音。舌偏红，质嫩，苔薄白稍黄而干，脉略滑。

西医诊断：急性气管-支气管炎，2型糖尿病。

中医诊断：外感咳嗽。

中医状态：素体阴亏，感受风热，而成风热袭肺、阴虚痰热、肺失宣肃状态。

状态定性识别：病性属本虚标实，本虚为阴虚，标实为风热痰热。病位在肺与大肠。

状态定量分析：虚实对比：虚少实多。虚为阴虚，占状态要素三成。实为风热与痰热，共占七成。风热与痰热并重。脏腑相关因素：肺肠同病，阴虚肠燥和肺失宣降所致。

状态调节策略：凉散风热，清热化痰，兼以养阴润肠通便。

处方：桑叶15g，苦杏仁15g，防风15g，生甘草10g，法半夏10g，苏子15g，紫菀15g，金荞麦根30g，玉竹10g，芦根15g，浙贝母15g，地龙15g，全瓜蒌30g。5剂，水煎内服，日1

剂，分服。

二诊（2008年5月13日）：咳嗽减轻，偶咳少量黏痰，色转白，间中咽痒而咳嗽，大便已通畅。口仍干，舌淡红偏嫩，薄白微腻，脉略滑。上方去地龙、金荞麦根、桑叶及全瓜蒌，加炙麻黄6g，生艾叶5g，百部15g，木蝴蝶10g。5剂，水煎内服，日1剂，分服。

随访症状基本缓解。

第三节 慢性支气管炎

慢性支气管炎（简称慢支）是指慢性咳嗽、咳痰，连续2年，每年3个月，并除外引起咳嗽的其他疾病（如哮喘、支气管扩张、囊性纤维化等）。慢支是以临床症状表现而命名的现代医学病名。据临床表现常分为急性加重期、慢支迁延期及慢支稳定期。流行病学研究显示，慢性支气管炎是危害人类健康的常见病和多发病。据1979年统计的资料，当时我国约有3000多万慢支患者，患病率约为4%，并随年龄的增长而增加，50岁以上患病率可高达11.3%。北方的患病率明显高于南方，而且约有10%的患者还可发展为肺气肿和肺心病。随着慢性阻塞性肺病的概念越来越被大家接受，相关指南成为全球共识。慢性支气管炎相关概念虽在淡化，但它仍是慢性阻塞性肺疾病的重要组成部分，只是诊断角度不同而已。

慢支属于中医的"咳嗽""痰饮"及"喘证"等范畴。慢支急性加重期属于外感咳嗽范畴（属于内伤基础上外感咳嗽），慢支迁延期介于外感咳嗽与内伤咳嗽之间，而以咳嗽、咳痰表现的慢支稳定期又属于内伤咳嗽的范畴，同时又是外感咳嗽的重要肺系内伤基础。为避免内容重复，本章只讨论慢支的稳定期，而慢支急发等属外感咳嗽内容参见急性气管–支气管炎章节。

一、临床表现及体征

（一）临床表现

慢支临床表现为慢性咳嗽、咳痰，常因天气变化、起居饮食不节而感受外邪而加重，咳嗽明显，痰量增加，色可转黄稠，可伴寒热表证，经治疗后症状又可缓解，趋于稳定，表现为咳嗽、咳白痰。

患者可因个体差异或兼见气短、自汗，疲乏，易感冒；或见口咽干燥、痰黏量少难咳；或见畏寒肢冷，咳痰清稀带泡；或见纳差食少，便溏，身体消瘦；或兼见喘息，动则加重，肢肿。临床诸症或单见，或多症兼见。又可与多种内伤宿疾并见，寒热虚实错杂并见，并随病程而变，表现复杂。

（二）体征

慢性支气管炎早期无明显阳性体征。合并肺气肿患者，查体有肺气肿体征，合并感染时双肺可闻及干、湿啰音。

二、病理生理与状态机制

1. 病理生理

慢支病理组织学特征是非特异性的炎症，表现为分泌细胞增生肥大，黏膜层各种急慢性炎性细胞浸润，病灶处黏膜下层纤维化，鳞状上皮化生；外周气道黏液堵塞，细支气管周围炎症，发生纤维化等；与其他疾病如哮喘、囊性纤维化、支气管扩张等相比，既有相同的特点，也有不同。

慢支气道炎症是整个病理生理过程中的核心环节。慢支气道炎症不同于哮喘，而是以中性粒细胞为主，伴有单核细胞、巨噬细胞及淋巴细胞增多为特征。由于吸烟、空气污染、反复感染、下呼吸道细菌定殖等各种理化、生物因素的刺激，诱发和启动炎症过程。包括趋化物、调节黏附的细胞因子等许多介质的释放，以及细胞转移的过程、活化和脱颗粒等，生成大量氧自由基，释放生物活性酶，令炎症持续并恶性循环，最终形成气道病理损伤。

2. 状态机制

慢支状态机制可分为全身状态机制和气道局部状态机制。全身状态机制概括起来为正虚反复感邪，由肺系本脏，延及脾、肾。最终导致肺、脾及肾三脏俱损，脏腑功能失调的病理状态，最终可形成喘证、肺胀等顽证。

局部状态机制，可从慢支疾病机制入手，其中有几个环节值得重视：第一，慢支稳定期下呼吸道细菌定殖。细菌定殖主要与气道局部的抗感染能力和下呼吸道清洁能力下降有关。慢支下呼吸道细菌定殖正反映出其正虚留邪、虚邪留滞的局部病理状态，细菌定殖也是导致慢支气道炎症持续存在的原因之一。第二，痰的生成和清洁异常。慢支持续的气道炎症促进了气道分泌物（痰液）的生成，而持续的气道炎症造成的纤毛功能及结构损伤，使气道局部清除能力下降，反过来又促进了气道炎症。这些正是慢支痰生于肺和虚毒内生的机制所在。第三，气道重建。慢支气道炎症导致气道反复损伤与重建，最终会导致病理性的重构，从而促进了气道阻塞。这是慢支久病入血入络的机制所在。因此，笔者提出：慢支的气道局部状态机制是在正气不足、虚邪留滞的基础上，反复感邪而形成痰、瘀、毒互阻，肺络受损不畅。

综上，从整体而言，慢支病位主在肺、脾、肾三脏，其病势始在气，继入血，由肺及脾，进而及肾，最终导致肺、脾、肾俱损。慢支整体病机演变的重要病理基础正是慢支气道局部痰瘀毒互阻、肺络受损不畅及正气不足的病理状态持续存在。慢支局部病理状态，正是慢支急性发作的重要内伤基础。由于慢支反复急性发作，导致正气反复受损，脏腑功能失调，从局部影响到整体，由肺系本脏延及脾、肾诸脏。最终可发展成肺胀、水肿、血证等变证，甚至喘脱、肺衰等坏证。

因此，在早期防治，要重视局部病理状态的调节；稳定期要预防急性加重发生，并最终稳定病程。

三、状态辨治

（一）核心状态要素识别

1. 虚

慢支之虚当分局部之虚和全身之虚。局部之虚是慢支重要的局部病理状态要素。任何疾病的发生发展，均离不开正邪之间的斗争，慢支的气道病理过程正是正邪交争的过程。结合现代医学慢支病生理机制，慢支气道中属于正气的，包括完整的气道黏膜屏障、咳嗽排痰功能、抗氧自由损伤能力、非特异性的免疫功能等；属于邪气的，包括吸烟、空气污染、反复感染、下呼吸道细菌定殖等理化、生物刺激，以及持续过激的炎症反应等。正邪交争，正气受损，表现为：气道防御屏障破坏，如气道上皮不完整；排痰能力下降，如上皮纤毛结构破坏、功能障碍等；抗脂质过氧化物损伤能力下降；免疫功能下降，如气道分泌型IgA含量下降等。正气受损易致外邪乘虚犯肺，或致虚邪留滞，反过来进一步损伤正气，并继发痰浊瘀血，肺络受损。

全身之虚表现为两种情况，一是因正虚在前，尤其是虚人反复感冒，迁延不愈，肺中局部虚损状态形成，反复感邪最终发展成为慢支。二是由于慢支形成来，病程反复，数年发展，脏腑相关，病由肺及脾、肾，从而表现为全身状态的气血阴阳的偏损不足。

2. 痰

痰是慢支重要的状态要素，贯穿病程始终。慢支的痰常以有形之痰为表现。痰既是慢支正邪交争的病理产物，同时又是新的致病因素。这不仅是中医学的认识，同时在现代医学的病理生理机制也已体现出来：痰既是慢支气道炎症的产物，同时也是慢支气道炎症的促进因素。通过对慢支气道病理形态学观察发现，气道腺体的黏液泡增生、肥大，浆液型及混合型腺泡发生黏液变，腺泡及导管因黏液潴留而扩张，黏液上皮的杯细胞增生，气道分泌物增多等病理变化正是慢支气道痰阻的表现。在慢支气道损伤和修复过程中，一方面促进了气道腺体的黏液泡增生、肥大，增加了痰的生成；另一方面导致气道结构重塑、气道纤毛结构损伤和功能下降，又使气道对痰的清除能力下降，增加了痰的潴留。

在传统中医学痰病机分析中，痰属阴邪，是肺、脾、肾脏腑功能失调，水液代谢敷布气化异常的病理产物。结合慢支气道炎症，痰是正邪交争的产物，早期责之于肺（痰生于肺），后期责之于肺、脾、肾，正所谓"脾为生痰之源，肺为贮痰之器""痰动于肾"。不少慢支稳定期患者往往咳不明显，因痰而嗽，痰出咳止，晨起进餐后咳痰，痰常为稠结块易咳，色灰白，或间中带黑点。当然也有质黏难咳，或清稀带泡沫。或责之于湿，或责之于燥，或责之于寒等。

3. 瘀

瘀是慢支重要的病理状态要素，不论是从气道局部病理生理机制，还是根据中医学久病入血入络理论都好解释。按照络病理论，是由于客邪入里，壅阻络道和（或）内生之痰、瘀、毒阻滞络道。络病病位深，在脏在血。由于病程迁延，慢支气道瘀阻、肺络不通的重要原因就是外邪犯肺、内生之毒续生，即"经脉邪去，络脉留邪"，从而损伤肺络，日久形成慢支气道瘀阻、肺络不通。慢支气道炎症导致气道反复损伤与重建，最终会造成病理性的重构，出现局部微循环障碍，血行瘀滞而成瘀；后期气道重构，血络循行严重受阻，肺络不通。形态学表现为分泌细胞化生，黏液堵塞，细支气管扩张或闭塞，纤维化发生，微循环障碍及血管重构等。最终使慢支久病入血入络，形成气道痰瘀毒互阻，肺络不通，而成顽疾不愈。

4. 寒

慢支寒的病理状态要素常见于病程后期，病位由肺及脾、肾，损伤脾肾阳气，而出现"阳虚生外寒"的虚寒之象。脾肾阳气不足，不仅是酿湿生痰之重要基础，也是感受外邪而加重的重要基础，尤其在北方天寒之地以及寒冷季节之时。

（二）核心状态要素干预

状态调节原则：充分识别和处理好虚、痰、瘀、湿、寒等状态要素，权衡虚实、气道局部与全身整体状态关系。局部重视虚、瘀、痰及毒的处理，整体重视肺、脾、肾脏腑相关的状态调节。

1. 虚

虚是慢支稳定期重要的病理状态要素。分局部之虚和全身之虚。早期可能全身虚损不明显，或者无虚损征象。但分析慢支气道病理生理机制，可知患者存在虚损不足。因此，对于慢支稳定期，要重视补益法的运用。由于患者存在痰浊、瘀血，因此补益法的运用受到一定的限制。早期补益的重点在于益肺运脾。中后期当重视补益脾肾，予以培土生金及金水相生，调补脾胃是中心。

调理状态时要注意补益药的配伍：如黄芪伍知母，黄芪伍金荞麦根，黄芪伍忍冬藤，党参伍苏梗、苏子，太子参伍麦芽，黄精伍薏苡仁，玉竹伍佩兰等。

还要重视运脾化湿之品配伍使用：如陈皮、法半夏、扁豆花、厚朴花、佩兰、布渣叶、麦芽等。

核心用药：

常用补肺脾药物：党参、太子参、黄芪。

常用补肺脾肾药物：人参、黄精、山药。

常用益肾填精药物：紫河车、鹿角胶、山萸肉。

常用温肾益火药物：仙茅、鹿角片、熟附子。

组合用药举例：

玉屏风（《世医得效方》）思路：黄芪、白术、防风，适用于慢支肺脾两虚、易自汗易外感状态。

六君子汤思路：党参、白术、陈皮等，适用于慢支肺脾两虚、痰浊阻肺状态。

皱肺丸（《百一选方》）思路：人参、五味子、肉桂、紫菀、白石英等，适用于慢支肺脾肾虚、痰浊内阻状态。

2. 痰

对于慢支重要的病理状态要素——痰，当分清属性区别处理，不可拘于见痰治痰。而当正本清源，治痰之本。除了传统观点"脾为生痰之源"和"痰动于肾"外，要重视慢支之痰是正邪交争的产物，是由于外邪环境毒邪及虚邪留滞所引发的病理产物，同时亦与正虚排痰不畅、瘀血阻络有关。因此痰的治疗除按照传统中医学所分痰属性辨治外，还要配合补益扶正、活血通络、排痰消痰等综合措施，才能进一步提高疗效。

痰湿偏盛，当燥湿化痰，兼以健脾行气，总体药性偏温，遵《金匮要略》"病痰饮者当以温药和之"法则。

寒痰偏盛，当温化痰饮，兼以补肾温，以杜生痰之源。

燥痰偏盛，当润燥化痰，视温燥凉燥不同，分别寒热调之。

气虚夹痰易治，阴虚夹痰难调。痰郁化热又兼气阴不足则要谨慎权衡寒热虚实。

核心用药：

常用燥湿化痰药：法半夏、南星、皂角。

常用温肺化痰药：干姜、鹅管石、生艾叶。

常用温润化痰药：金沸草、紫菀、白前。

常用清润化痰药：全瓜蒌、川贝母、前胡。

常用理气化痰药：橘红、陈皮、苏子。

常用散结化痰药：浙贝母、生牡蛎、海蛤壳。

常用促排痰药：远志、桔梗、白芥子。

常用清肺化痰：天竺黄、青礞石、竹沥水。

常用降气化痰药：前胡、苏子、杏仁。

组合用药举例：

二陈汤（《大平惠民和剂局方》）思路：法半夏、橘红、白茯苓、炙甘草等，用于慢支稳定期痰湿内阻状态。

三子养亲汤（《韩氏医通》）思路：紫苏子、白芥子、莱菔子，用于慢支稳定期食痰阻滞而气逆状态。

瓜蒌薤白半夏汤（《金匮要略》）思路：瓜蒌实、薤白、半夏等，用于慢支稳定期痰浊阻滞、胸阳不振状态。

苏子降气汤（《太平惠民和剂局方》）思路：紫苏子、半夏、当归、前胡、厚朴、肉桂等，用于慢支稳定期上实下虚、痰阻气逆状态。

3. 寒

寒也是慢支重要的病理状态要素。由于素体多虚，阳虚生寒，不耐寒凉，治疗重点在于调补脾肾、温阳通阳。

核心用药：桂枝、干姜、川椒。

组合用药举例：

苓甘五味姜辛汤思路：茯苓、干姜、细辛、五味子等，用于慢支稳定期中焦阳虚、痰浊阻肺状态。

红椒丸（《普济方》）思路：川椒、干姜、款冬花、附子、皂角等，用于慢支稳定期脾肾阳虚、痰浊阻肺状态。

4. 瘀

瘀是慢支常见的病理状态要素。临证采用活血化瘀通络有助于慢支气道损伤的修复并促进排痰，常痰瘀并治。

核心用药：田七、丹参、川芎、红花、桃仁、郁金。

组合用药举例：

补阳还五汤（《医林改错》）思路：黄芪、当归尾、赤芍、地龙等，用于慢支稳定期气虚血瘀痰阻状态。

四、临证验案

患者赵某，女，70岁，1999年10月12日初诊。

患者来诊时正值秋天，觉咽干燥，痰少，痒甚，稍活动后加重，气短，头晕胀，纳可，双目干涩，血压155/75mmHg，舌嫩红，苔白欠润，脉弦细。既往慢支病史10余年，高血压病史5年。

西医诊断：慢性支气管炎，高血压。

中医诊断：咳嗽。

中医状态：肝阳偏亢，肺阴不足，秋季当令，燥痰干肺，肺失宣降，肝升太过，肺降不及。

状态定性识别：病性属本虚标实，本虚为肺阴虚，标实为燥痰、阳亢。病位在肺、肝。

状态定量分析：虚实对比：虚多实少，虚以肺肝阴虚为主，实为燥痰。

状态调节策略：清金平木，润肺止咳。

处方：生石决明30g，瓜蒌30g，羚羊角粉（冲）0.6g，黄芩15g，北沙参15g，牛蒡子15g，炙枇杷叶10g，茅芦根（各）15g，象贝母15g，桑叶15g，炒杏仁10g，郁金10g，知母10g。7剂，水煎内服，日1剂，分服。

二诊（1999年10月19日）：咳嗽减，咽痒干，痰少、质黏、难咳，头胀不沉，上午明显，目干涩，舌红暗苔薄白少津，脉弦细。

辨证为阴虚阳亢，风木欲张，故增强平肝息风之功，上方加菊花15g，白蒺藜15g，7剂，水煎继服。

三诊（1999年10月26日）：咳基本止，仍有咽干、咽痒，右目干涩，纳少，舌淡红苔薄少津，脉弦。

治疗半个月，病去大半，停服汤药，继服中成药"羚羊清肺丸"以缓图收功。

第四节　上气道咳嗽综合征

上气道咳嗽综合征（upper airway cough syndrome，UACS）是指由于上呼吸道相关疾病通过鼻分泌物倒流和（或）鼻咽部炎症刺激引起的咳嗽。由于尚无法明确上呼吸道疾病导致的咳嗽是由鼻后滴流、直接刺激或上呼吸道咳嗽受体炎症引起，2006美国ACCP指南一致建议以上呼吸道咳嗽综合征（UACS）替代鼻后滴漏综合征（PNDs）。中国《咳嗽的诊断与治疗指南（2009版）》采用了该诊断术语并进行了扩展，即UACS的病因包含鼻炎/鼻窦炎、慢性咽喉炎及慢性扁桃体炎等。UACS或PNDS是慢性咳嗽的重要原因，国内占慢性咳嗽病因的数据为14%～26%，欧美国家的患病率更高，占慢性咳嗽病因的12%～41%。

UACS诊断的诊断主要包含三点：①以咳嗽为主要临床表现，伴或不伴有鼻后滴流感；②鼻部、咽喉基础疾病史；③针对鼻部、咽喉疾病治疗后咳嗽缓解。

上气道咳嗽综合征，临床表现为反复咳嗽，属中医学"久咳""顽咳"范畴，常因外感或受不良刺激而反复加重，病位与鼻、咽（喉）局部病症密切相关。因此，已故国医大师干祖望提出"喉源性咳嗽"等概念。从外感和内伤的角度分类，上气道咳嗽综合征往往介乎外感与内伤之间，平时偏于内伤咳嗽，又往往因外感加重而迁延。病程长，症状迁延时轻时重，治疗难取速效，难尽全功。

一、临床表现及体征

（一）临床表现

反复咳嗽，多伴有程度不同的咳痰。常伴随鼻咽部不适症状，如鼻塞、鼻腔分泌物增加；或伴频繁清嗓、咽后黏液附着感、鼻后滴漏感。

不同的患者还伴有典型变应性鼻炎（鼻痒、喷嚏、水样涕、眼痒等）、鼻-鼻窦炎（黏液脓性或脓性涕、可有副鼻窦部相对应部位疼痛、嗅觉障碍等）、变应性咽炎（咽痒、阵发性刺激性咳嗽为主要特征）及非变应性咽炎（常有咽痛、咽部异物或烧灼感）。

（二）体征

变应性鼻炎的鼻黏膜主要表现为苍白或水肿，鼻道及鼻腔底可见清涕或黏涕。非变应性鼻炎鼻黏膜多表现为黏膜肥厚或充血样改变，部分患者口咽部黏膜可呈鹅卵石样改变或咽后壁附有黏脓性分泌物。变应性咽炎表现为咽部黏膜苍白或水肿。非变应性咽炎表现为咽部黏膜充血或（和）淋巴滤泡增生。

二、病理生理与状态机制

1. 病理生理

上气道咳嗽综合征常属于慢性咳嗽范畴。按照循病识态思路，上气道咳嗽综合征现代病理生理机制除与鼻分泌物倒流和（或）鼻咽部炎症刺激有关外，还与喉及上气道的高敏反应

［对无害的刺激物高敏感，主要由咳嗽受体瞬时受体电位V1（TRPV1）和TRPA1黏膜上调引起］等有关。

生理上，肺主气，司呼吸，主宣发肃降。肺为清肃之脏，通气于天，昼夜交替无休，具有"肺为娇脏，不耐寒热，毫毛必咳"的特点。鼻为肺之外窍，咽为水谷清气之共同通道。由于外感、内伤等因素，致肺窍不畅，咽喉不利，影响肺之宣发肃降，致肺气上逆作咳。本类咳嗽特点是存在慢性鼻炎、慢性咽炎等慢性上气道疾病基础，常因感触内外邪气（六淫及环境外邪、内生邪气等）而诱发或加重，咳嗽迁延不愈，时轻时重。

2. 咳嗽状态机制

从状态辨识角度而言，患者处于咳嗽易感状态。鼻咽部局部状态导致易咳嗽状态，局部状态不改变，咳嗽状态不易平复。

按照循病识态思路，在循病上，上气道咳嗽综合征主要可按变应性鼻炎（鼻鼽）、慢性鼻窦副鼻窦炎（鼻渊）、慢性咽炎（慢喉痹）三种宿疾基础分为三类，患者可重叠相合为病。亦可按部位分为鼻源性、咽喉源性、鼻咽喉共源性三类，临床以鼻咽喉共源性多见，不同阶段有所侧重，外感后早期常以鼻源性突出，后期稳定阶段则以咽喉源性明显。

状态辨识则从病机入手，表面看本类咳嗽的病机主要是肺窍不畅，咽喉不利而引发肺气上逆，其实质则很复杂，多在禀赋不耐受基础上，反复触感，形正虚邪伏痰阻之机，成寒热不耐及诸邪易感之势，一有触感则咳作难除。患者往往随鼻咽基础疾病不同、内外感触邪气不同，表现为寒、热、虚、实之不同，如外感多风（风寒与风热）、内伤多郁（湿郁与火郁）、久则肺脾肾虚、痰滞瘀阻邪伏。以下按源自变应性鼻炎（鼻鼽）、慢性鼻窦副鼻窦炎（鼻渊）、慢性咽炎（慢喉痹）三类情况进行讨论。

（1）变应性鼻炎（鼻鼽）类

此类型咳嗽，在原有肺窍不宣的基础上多因外感（六淫及环境外邪）而触发，迁延反复。咳嗽状态的形成与禀赋不耐，及肺、脾、肾不足有关，属虚实夹杂状态，实主风邪与伏痰，虚为肺、脾、肾虚（与病程和阶段有关）。

（2）慢性鼻窦副鼻窦炎（鼻渊）类

此类型咳嗽，常因典型的鼻后滴漏而诱发阵咳，并与体位相关，治疗的重点在肺窍，脏腑定位多在肺与胃，病性属虚实夹杂，实以痰浊与郁火为主，或兼夹湿邪为患者，可伴有不同程度的肺脾不足。

（3）慢性咽炎（慢喉痹）类

此类型咳嗽，或因禀赋不耐，或因久病失治，导致肺卫虚损，卫外不足，虚则易感、虚处留邪，虚邪留滞而成风痰、痰火，阻滞于肺窍咽喉，受风易发，受凉易发，辛辣刺激易发。久则成伏痰、痰核，即局部病变常态化，病势已成，病证难愈。

综上所述，笔者提出上气道咳嗽综合征的病理状态基础多与禀赋不耐、饮食不节、环境失衡、久病迁延失治有关。核心状态要素有虚（肺脾肾）、风（包括外风和内分）、寒、环境毒邪、伏痰、郁火。状态趋势是迁延反复难愈。虚是基础，不同患者，成因不同，证机不同，则状态不同，治疗当因人而异，因病因而异，因状态不同而异。

三、咳嗽状态辨治

（一）核心状态要素识别

1. 虚

虚是形成上气道咳嗽综合征咳嗽状态的重要状态要素。虚的形成机制包括先天禀赋不足而易感、反复外感则伤肺、饮食不节则伤脾，以及久病失治损及肾。

虚的定性：按阴阳属性定性，有阴虚、阳虚之分；按气血津液定性，有气虚、津伤之别；按脏腑定位来看，有肺虚、脾虚和肾虚的不同。按疾病基础来看，变应性鼻炎（鼻鼽）类，虚作为重要状态要素，一般而言，其病机属肺气不足，卫外不固，易感触而发病；但从本源上看，则为先天禀赋不足，"贼"邪深伏（易感基因），不耐六淫及环境毒邪，故病程迁延，日久虚实夹杂，停痰留瘀，状态更趋复杂。慢性鼻窦副鼻窦炎（鼻渊）类，则多属外感失治，因实致虚，一为虚邪留滞肺窍鼻窦，二为正虚反复感邪，最终迁延难愈。慢性咽炎（慢喉痹）类则多属外感失治，复因饮食不节，内外相感，反复迁延，常形成气阴不足、痰凝郁火湿阻等复杂状态。

虚是本病共识，如何补虚则是难点。本病之虚，常表现为"虚不受补"和虚不易补的复杂或矛盾状态。"虚不受补"为气虚有火、阴虚有痰、肺窍虚寒而咽喉郁热等状态；虚不易补表现为禀赋难改、体质难变。

2. 风

风是上气道咳嗽综合征重要状态要素，常表现为内外相感，内为禀赋和久病等综合因素所形成的风邪易感状态（内风伏邪），内风伏邪易感应外风，而外风又引动内风，内外相感，同气相求。其咳嗽既常因受风而诱发，又易表现为咽痒阵咳易变之风性特点，尤其是咳嗽属变应性鼻炎及变应性咽炎基础者。

3. 寒

寒也是上气道咳嗽综合征的状态要素之一。临床常作为本病加重的重要因素，常与风邪相伴为患，在变应性鼻炎中表现得最明显。

4. 环境毒邪

环境毒邪伴随现代工业文明而来，随着大气污染的加剧，环境毒邪越来越成为肺系疾病的重要致病因素。除环境毒邪直接致病外，其与六淫等自然外感邪气相伴为患者，成为感染后咳嗽、上气道咳嗽综合征等亚急性、慢性咳嗽的重要推手。笔者的一些患者，来回居住在污染区和非污染区，其咳嗽表现与大气污染呈明显的正相关，这也从侧面证实了环境毒邪的危害。

5. 伏饮

伏饮多是禀赋不耐基础上反复感触发病而成，病程日久，类似哮病之"夙根"，这种状态要素多体现在变应性鼻炎中。

6. 凝痰与郁火

凝痰与郁火则多属内外相因的继生状态要素。在本病的发生发展过程中，又互为因果，为治疗的难点。

（二）核心状态要素干预

1. 虚

虚作为本病的核心状态要素之一。临证干预当从气血、阴阳、脏腑定性入手，并兼顾先天及后天之别。定性干预分气虚、阴虚及阳虚，分属肺、脾（胃）、肾。

常见组合：

气虚：肺、脾、肾。

阴虚：肺、胃、肾。

阳虚：脾、肾。

核心用药：

气虚干预：党参、白术、益智仁。

阴虚干预：沙参、麦冬、玉竹。

阳虚干预：干姜、附子、桂枝。

组合用药举例：

玉屏风散思路：黄芪、白术、防风，从肺脾入手，气虚者为宜。

缩泉丸思路：山药，益智仁（盐炒），乌药，从脾肾入手，阳虚者为宜。

2. 风

风为本病的核心状态要素之一，临证当分外风和伏风，并需顾及兼夹之不同，如风寒、风热等。外风好散，易取一时之效，伏风难除，反复发作难愈。

核心用药：辛夷花、苏叶、蝉蜕。

组合用药举例：

苍耳子散思路：辛夷仁、苍耳子、白芷等，针对外风，风寒者为宜。

过敏煎思路：防风、银柴胡、乌梅等，针对内风，缓解期为宜。

3. 寒

寒为本病的重要状态要素之一，临床常作为本病加重的重要诱因，也与素体阳虚内寒状态相关。

核心用药：麻黄、生姜、干姜、桂枝、附子、细辛。

组合用药举例：

九味羌活汤思路：羌活、川芎、白芷等，宜于风寒夹湿状态。

麻黄附子细辛汤思路：麻黄、附子、细辛，宜于阳虚感寒（太少两感）状态。

4. 环境毒邪

环境毒邪为本病的重要且特殊的状态要素。其病情特点有别于传统致病邪气，但也有一定的相似性。从其发病特点来看，似风非风，似燥非燥，似热毒非热毒，具有风、燥及热毒等特性。故其治疗当疏风，润燥，清热解毒。具体还要看患者内在状态与环境毒邪相互作用所形成的新状态而定。

核心用药：薄荷、桑叶、玄参、连翘、绿豆皮、白及。

组合用药举例：

翘荷汤思路：薄荷、连翘、绿豆皮等，宜于外感环境毒邪，燥气化火、清窍不利状态。

玄麦甘桔茶思路：玄参、麦冬、桔梗等，宜于外感环境毒邪，燥热伤阴、咽喉不利状态。

5. 伏饮

伏饮为本病的重要的状态要素，与先天禀赋有关。常表现为外风引动伏饮，反复不愈。

核心用药：生姜、干姜、石菖蒲。

组合用药举例：

小青龙汤思路：麻黄、桂枝、干姜等，宜于外风引动伏饮寒性状态。

截敏汤（干祖望）思路：茜草、紫草、徐长卿等，宜于外风引动伏饮热性状态。

6. 凝痰

凝痰为本病的重要的状态要素，多见于慢喉痹、慢鼻渊久病不愈。

核心用药：浙贝母、生牡蛎、法半夏、金礞石、昆布、海蛤壳。

组合用药举例：

礞石滚痰丸思路：青礞石、沉香、大黄等，宜于慢性鼻渊之痰热胶固状态。

半夏厚朴汤合旋覆花汤思路：法半夏、旋覆花、浙贝母等，宜于慢喉痹之痰凝气郁状态。

7. 郁火

郁火为本病的重要的状态要素，多见于慢喉痹、慢鼻渊久病不愈。

核心用药：桑白皮、连翘、郁金、青黛、栀子、银柴胡。

组合用药举例：

泻白散合黛蛤散思路：桑白皮、青黛、海蛤壳等，宜于慢喉痹、慢鼻渊等属郁火痰结状态。

藿胆丸思路：藿香、猪胆汁、连翘等，宜于慢鼻渊、慢乳蛾等属郁火热结状态。

临证难于处理的是局部状态与全身状态不统一。常表现为寒温分离，往往咽喉局部痰火或湿热浊邪留伏，怕辛热之品，而全身怕风、怕凉、怕寒凉之味。需要权衡，抓主要病机，兼顾次要病机，常寒温并用，补泻同施，分阶段实施，方易建功。

四、临证验案

患者杜某，男，51岁，2012年8月31日初诊。

病史：反复咳嗽1年余，晚餐后咳嗽明显，咽中有痰感，自觉气往上冲而咳嗽，咳出白黏痰则症状有改善。夜间无咳嗽。感冒后咳嗽加重，伴有鼻后倒流感。曾入院查胸片、食管24小时反流监测、支气管激发试验，均无异常发现。否认药物过敏史。舌质暗，苔薄白微腻，脉略滑。

西医诊断：慢性咳嗽（上气道咳嗽综合征）。

中医诊断：咳嗽（风邪夹湿留滞，痰阻肺窍状态）。

状态调节策略：宣肺散风祛湿，化痰利咽止咳。

处方：炙麻黄6g，苦杏仁15g，生甘草10g，薏苡仁30g，紫菀15g，浙贝母15g，柏子仁10g，生艾叶5g，扁豆花10g，前胡15g，佛耳草15g，制远志10g，海蛤壳30g，木蝴蝶10g。5剂，水煎内服，日1剂，分服。

二诊（2012年9月7日）：病史同前，药后咳嗽频率减少，仍有咽中有痰不适，口干，大便调。舌偏暗，苔薄白微腻，脉略滑。

中西医诊断同前，患者湿邪渐化，故去薏苡仁、扁豆花、远志，加百部、胖大海，以加强润肺利咽之效。

处方：炙麻黄6g，苦杏仁15g，生甘草10g，紫菀15g，浙贝母15g，生艾叶5g，前胡15g，海蛤壳30g，木蝴蝶10g，百部15g，款冬花10g，石决明30g，佛耳草10g，胖大海10g。5剂，水煎内服，日1剂，分服。

第五节　支气管扩张

支气管扩张症（bronchiectasis）简称支扩，是各种原因引起的支气管树的病理性、永久性扩张，导致反复发生化脓性感染的气道慢性炎症，临床表现为持续或反复性咳嗽、咳痰，有时伴有咯血，可导致呼吸功能障碍及慢性肺源性心脏病。本病病程长，病变不可逆转，由于反复感染，特别是广泛性支气管扩张可严重损害患者肺组织和功能，严重影响患者的生活质量，且造成沉重的社会经济负担。

支气管扩张症的患病率随年龄增加而增高。CT检查普及之前，美国成人总体患病率为52/10万，但70岁及以上人群的患病率高达272/10万。英国的患病率约为100/10万。在我国支气管扩张症并非少见病，目前尚无相关的流行病学资料。高分辨率CT检查结果显示，在临床诊断为慢性支气管炎或COPD的患者中，5%~30%的患者可发现支气管扩张病变，重度COPD患者合并支气管扩张的甚至可达50%。

本病可归属于中医"咳嗽""肺痈""咯血"等范畴。中医病名标准中也有中西医对照病名"肺络张"。该病长期反复不愈，可出现大咯血危及生命的变证，后期可并发肺痿、肺胀重证。

一、临床表现及体征

（一）临床表现

咳嗽是支气管扩张症最常见的症状（>90%），且多伴有咳痰（75%~100%），痰液可为黏液性、黏液脓性或脓性。合并感染时咳嗽和咳痰量明显增多，可呈黄绿色脓痰，重症患者痰量可达每日数百毫升。72%~83%的患者伴有呼吸困难，这与支管扩张的严重程度相关，且与FEV_1下降及高分辨率CT显示的支气管扩张程度及痰量相关。半数患者可出现不同程度的咯血，多与感染相关。咯血可为痰中带血至大量咯血，咯血量与病情严重程度、病变范围并不完全一致。部分患者以反复咯血为唯一症状，临床上称为"干性支气管扩张"。约1/3的患者可出现非胸膜性胸痛。支气管扩张症患者常伴有焦虑、发热、乏力、食欲减退、消瘦、贫血及生活质量下降。

支气管扩张症常因感染导致急性加重。如果出现至少一种症状加重（痰量增加或脓性痰、呼吸困难加重、咳嗽增加、肺功能下降、疲劳乏力加重），或出现新症状（发热、胸膜炎、咯血、需要抗菌药物治疗），往往提示出现急性加重。

（二）体征

听诊闻及湿性啰音是支气管扩张症的特征性表现，以肺底部最为多见，多自吸气早期开始，吸气中期最响亮，持续至吸气末；约1/3的患者可闻及哮鸣音或粗大的干性啰音；有些病例可见杵状指（趾）；部分患者可出现发绀；晚期合并肺心病的患者可出现右心衰竭的体征。

二、病理生理与状态机制

1. 病理生理

支气管扩张症可分为先天性与继发性两种。先天性支气管扩张症较少见，如支气管软骨发育不全、先天性巨大气管-支气管症、马方综合征等；继发性支气管扩张症发病机制中的关键环节为支气管感染和支气管阻塞，两者相互影响，形成恶性循环。破坏管壁的平滑肌、弹力纤维甚至软骨，削弱支气管管壁的支撑结构，逐渐形成支气管持久性扩张。

支气管扩张症形成的机制：一是气道防御功能低下；二是感染和气道炎症恶性循环。气道防御功能低下包括原发性和继发性。原发性主要是在儿童时期即存在免疫功能缺陷，成年后发病，如异源性免疫缺陷综合征、X-连锁无丙种球蛋白血症、IgA缺乏症等。继发性免疫功能缺陷，有获得性免疫缺陷综合征（AIDS）、类风湿关节炎等。感染是支气管扩张症最常见原因，是促使病情进展和影响预后的最主要因素，尤其是儿童，因气管和肺组织结构尚未发育完善，下呼吸道感染将会损伤发育不完善的气道组织，并造成持续、不易清除的气道感染，最终导致支气管扩张。60%~80%的稳定期支气管扩张症患者气道内有潜在致病微生物定植，如流感嗜血杆菌、铜绿假单胞菌等。气道细菌定植也会造成气道壁和管腔内炎症细胞浸润，导致气道破坏。总之，由于感染、黏液阻塞、气道炎症反复，最终导致特征性的气道扩张。

支气管扩张可呈双肺弥漫性分布，亦可为局限性病灶，其发生部位与病因相关。通常情况下，支气管扩张发生于中等大小的支气管。根据支气管镜和病理解剖形态不同，支气管扩张症可分为柱状支气管扩张、囊柱型支气管扩张和囊状支气管扩张三种类型。支气管扩张症患者存在阻塞性动脉内膜炎，支气管动脉压力增高，压力较高的小支气管动脉破裂可造成咯血，多数为少量咯血，少数患者可发生致命性大咯血。咯血量与病变范围和程度不一定成正比。病程较长、范围较广泛的支气管扩张症，可引起限制性通气功能障碍，伴弥散功能减低，部分患者最终可发展为肺动脉高压及肺心病。

2. 状态机制

前文已经列举了该病的相关病因及病理机制。其中几个环节要引起重视。一是免疫功能缺陷；二是肺局部防御功能障碍；三是解剖结构异常；四是气道阻塞；五是细菌定殖（尤其是铜绿假单胞菌等非发酵阴性杆菌）；六是多重耐药菌感染；七是感染后继发炎症反应；八是气道曲霉菌感染导致的气道高反应性等。从这些机制中可以分析出形成状态的中医学机制。一个突出的问题是正虚感邪，长期共存、此消彼长，所以本虚标实是支扩病理状态的一个特点。二是气道阻塞，肺络（气络和血络）不畅，气络不畅则排痰不畅，血络不畅则停瘀，热伤血络则动血。正虚是感邪的基础，气道阻塞又是祛邪难彻底的原因所在，二者互为因果。

局限性支扩与广泛支扩临床表现差异较大。局限性支扩反复咳黄痰或脓痰，痰量相对少，症情控制时可无明显咳嗽及咳痰，症状平稳也可稳定较长时间，但也可突然出现大咯血而危及生命。而广泛性支气管扩张症患者的病程变化特点是平时咳黄白痰，或有胸痛，受凉加重，痰明显增多，脓痰量多，反复咯血，病程中后期可伴有气短，活动后加重。部分患者可合并肺胀、支气管哮喘等，使病理状态可复杂。综上所述，支气管扩张症的状态特点如下：

（1）外感与内伤并存

本病病程迁延反复不愈，因外感失治，或因反复感邪而发，发病后常因感邪而加重，或因虚邪留滞而迁延不能完全平复。感邪时属典型的内伤基础上的外感病，相对平复时亦与虚邪留滞有关，而非一般内伤咳嗽。

（2）虚实夹杂突出

该病初起即可存在正虚不足，病程迁延后基本属本虚标实。即便在感染加重期而标实突出，但本虚始终存在，或气虚或气阴两虚。而在感染控制期，本虚明显，但对痰热标实也不能忽视。

（3）病机矛盾突显

支气管扩张症患者的病机往往存在矛盾性。如局部标实与全身本虚的矛盾，或气虚与痰热属性上的矛盾，血瘀阻络与出血、动血治疗上的矛盾。这种矛盾性往往导致临床处理上的困难，尤其是"虚不受补"特点突出。因补益不当则加重痰热，甚则诱发出血、动血；清化不当则正虚更甚，苦寒败胃。

（4）后期兼夹

可兼夹哮病、肺胀、肺痿等并证，使状态更趋复杂。

三、状态辨治

（一）核心状态要素识别

1. 虚

虚损不足是本病的核心状态要素。该要素是支扩反复感邪和虚实留滞进一步损伤正气的基础，反复感邪，正邪交争又会加重正虚。虚损不足贯穿支扩病程始终。在不同阶段的标本缓急权重不同，或为主要矛盾，或为次要矛盾，治疗上往往需要兼顾。临床研究显示，虚的定位主要在肺卫，后期兼及脾、肾。虚的性质主在气和阴，后期可及诸阳，大出血可及血。临证常因虚实夹杂，且虚实病性矛盾，大大增加了支扩病理状态的调节难度，所谓"虚不受补"与此关系密切。气虚与毒热，阴虚与痰浊往往困扰临床医师。支扩的虚与一般常态的虚不同，这一定要引起重视。

2. 肺管肺络不畅

肺管肺络不通畅是本病状态形成的重要基础，其现代病生理机制已充分说明了此点。李中梓所谓"脾为生痰之源，肺为贮痰之器"之说，虽揭示了痰生成分布的重要规律之一，但对于支扩而言，肺管不畅复因感邪则是痰生于肺、贮于肺的原因。肺管不通畅，津气敷布异常，则生痰留痰，既可因郁而化热化火，又可因外感风热邪毒，形成痰热郁阻或壅塞，甚则酿毒成脓；损伤肺络则脓血相兼；损伤血脉则失血、动血，甚则气随血脱或壅塞窒息，危及生命。因易感受外邪，后期久病入络、入血，又引起肺络不通，又成为血不循常道而出血的基础（病变处小动脉瘤形成，破裂则出血）。肺管不通与先天、后天有关，一旦形成，则难以逆转，这也是支扩不能逆转的根本所在。

3. 痰

痰是本病的突出状态要素，属标象，往往贯穿病程状态趋势始终。常表现为痰热，也可表现为痰浊。痰既是正邪交争、肺管不畅的结果，也是本病的重要致病因素，由于其加重肺管阻塞，成为易感外邪及病变进展之因。治痰之源和促痰排痰必须兼顾。

4. 热

热是本病次要的状态要素。既可来自外来六淫，亦可为内生五邪之一。热常与痰相合相伴为患。痰热内蕴，痰热互结，既可耗气伤液而正损，又可热伤肺络而动血。由于此热常因郁而热，加上本病患者常有气虚不足，所以苦寒直折之法当慎用，必要时可短期应用，中病即止。治疗重点在于疏导化解，或清补结合。临证可参考李东垣"阴火"理论调治。

5. 瘀

瘀是本病次生状态要素。支扩患者中后期往往存在瘀血阻滞、肺络不通病机，这既可用叶天士久病入络、入血理论解释，也可通过本病的现代病理生理机制来解释。支扩后期往征是痰瘀互结，正如《丹溪心法》中云："痰夹瘀血，遂成窠囊。"当然临床上一些患者也可表现出瘀血的舌脉征象。支扩病程长，即便为初诊支扩其病程常已数年之久。因此，临证虽无明显瘀血征象也要注意其往往存在瘀血阻滞或肺络不畅的状态要素。故在治疗上要适当兼顾，以提高疗效。

6. 毒

毒是病本病相对特殊状态要素，亦属次生要素。这里讨论的"毒"包含了传统狭义之"毒"和广义"内生之毒"。由于虚邪留滞（细菌等病原微生物长期定殖）等而致内生之毒续生（气道炎症持续），这是导致正气日渐损耗的重要原因之一。正所谓因毒致虚，进一步损伤肺管、肺络，并促进了痰浊和瘀血的继生。这也是本病全身状态虚损而局部状态持续偏热的关键所在。

（二）核心状态要素干预

状态调节原则：整体上需处理好正虚与邪实、局部与整体的关系；个体上处理好气虚与阴火、痰浊与阴虚等矛盾关系。

1. 虚

（1）气虚

相对于支扩气虚阴火并存的矛盾病机而言，气虚的使用要做到选药精准、剂量适当、合理配伍，充分体现定性与定量结合，才能避免"虚不受补"，甚则生热动血之弊。充分评估正邪之间的力量对比、正虚与邪实之间的权重比例后，选药定量和配伍。补益先用平和之品，剂量由小剂量开始，恰当合用，具体可参见后面章节中对药配伍、角药配伍相关内容。

核心用药：五指毛桃（南芪）、太子参、仙鹤草、白术、山药、西洋参。

组合用药举例：

六君子汤（《医学正传》）思路：生晒参、白术、陈皮等，适用于支气管扩张肺脾气虚夹痰状态。

补肺汤思路（《云岐子保命集论类要》）：人参、黄芪、熟地黄、紫菀、桑白皮等，适用于支气管扩张肺肾两虚、痰浊阻肺状态。

（2）阴虚

要注意支扩状态中阴虚与痰浊的矛盾处理。相对于气虚而言，阴虚发生的几率要小很多，往往是气阴两虚兼见。在补益的同时适当兼顾即可，可选择气阴双补、补力平和的玉竹、黄精之品。另外，补阴要注意阶段性，可补补停停，以避免对痰浊治疗的不利。

核心用药：沙参、百合、麦冬、玉竹、黄精、桑葚。

组合用药举例：

沙参麦冬汤（《温病条辨》）合泻白散（《小儿药证直诀》）思路：沙参、麦冬、桑白皮等，适用于支气管扩张肺胃阴伤、痰热阻肺状态。

金水六君煎（《景岳全书》）思路：当归、熟地黄、陈皮、半夏等，适用于支气管扩张阴血不足、痰浊阻肺状态。

2. 痰

痰是支扩病的重要状态要素，正如清代李用粹在《证治汇补》中论痰："人之气道贵乎清顺，则津液流通，何痰之有，若外为风寒燥湿之侵，内为惊怒忧思之扰，饮食劳倦，酒色无节，营卫不清，气血浊败，熏蒸津液，痰乃生焉。"而且往往"痰夹瘀血，遂成窠囊"。支扩之痰的处理相当棘手。由于肺管不畅，痰液排不不畅，反复感邪，内毒续生，痰之生成却源源不断，所以支扩之痰往往排不尽、消不散。支扩病灶之处则成为痰之"窠囊"。所谓治"痰先治气"，"脾为生痰之源，肺为贮痰之器"，正本清源的治痰之法对支扩往往难以实现，这正是支扩迁延不愈、反复加重的根本原因之一。因此，对于支扩之痰除随痰之性和量不同而治标之外，必须重视通畅气道，促痰排痰。临床调节中要增加软坚散结、活血化瘀、加速排痰之品，以提高疗效。

核心用药：

①清化类：竹茹、天竺黄、青礞石、全瓜蒌、胆南星、广地龙。

②温化类：法半夏、紫菀、橘红、薤白、苏子、佛耳草。

③软坚散结类：海蛤壳、生牡蛎、浙贝母。

④排痰类：远志、桔梗、白芥子。

组合用药举例：

清金化痰汤（《医学统旨》）思路：黄芩、桑白皮、瓜蒌、贝母等，适用于支气管扩张痰热壅肺状态。

宣白承气汤（《温病条辨》）思路：生石膏、生大黄、杏仁、瓜蒌等，适用于支气管扩张感邪急发痰热腑实状态。

礞石滚痰丸（《玉机微义》）思路：大黄、黄芩、沉香、青礞石等，适用于支气管扩老痰伏肺、本虚不显状态。

苏子降气汤（《太平惠民和剂局方》）思路：紫苏子、半夏、当归、前胡、肉桂等，适用于支气管扩张肺实肾虚、痰浊阻滞状态。

3. 热与毒

热与毒往往并存，常表现为两种形式，一是感受风热、温热之邪而表现为热毒壅盛状态，以标实突出；二是相对稳定期的虚邪留滞而表现出正气虚耗、热郁毒滞状态。感邪加重脓毒标实突显之时，当用重剂清化解毒排脓，这时可借鉴肺痈及外科疮痈之治法，重用清热解毒之品，必要时配伍牛黄、大黄之品以釜底抽薪，直折其热。由于支扩正虚不足的状态要素或多或少存在，故针对脓毒治疗时还必须时时固护正虚不足之本，疗程要短，脓毒势头控制后，及时换用药性平和的解毒排脓之品。

核心用药：金荞麦、鱼腥草、白花蛇舌草、连翘、瓜蒌、青黛。

组合用药举例：

千金苇茎汤（《备急千金要方》）合五味消毒饮（《医宗金鉴》）思路：冬瓜子、蒲公英、紫花地丁等，适用于支气管扩张痰热毒壅状态。

瓜蒌牛蒡汤（《医宗金鉴》）思路：全瓜蒌、牛蒡子、天花粉、连翘、皂角刺等，适用于支气管扩张热毒壅滞状态。

加味泻白散（《麻科活人全书》）合小陷胸汤思路：桑白皮、地骨皮、黄芩、瓜蒌、人参等，适用于支气管扩张稳定期的正气虚耗、热郁毒滞状态。

4. 瘀

痰瘀毒结、肺络不通是支扩中后期常存之局部状态，只要没有明显出血风险，应当伍用活血通络之品，出血之时也可配伍使用活血止血之要药三七。支扩之血瘀，临证不一定据舌脉而定，常据其局部病理机制和久病入络理论而定。当然，临床上支扩患者常表现为局限性胸痛，痛有定处，这也支持瘀血阻络之病机。

核心用药：广地龙、三七、当归、丹参、赤芍、郁金。

组合用药举例：

四妙勇安汤（《验方新编》）思路：金银花、玄参、当归、三七等，适用于支气管扩张热毒阴伤血滞状态。

芎归二陈汤（《中医妇科治疗学》）思路：当归、法半夏、陈皮、三七等，适用于支气管扩张痰瘀互结而热不显状态。

5. 出血

支扩之咯血主因毒热损伤血络，亦可因瘀血阻滞血不归经（局部小动脉瘤形成，血行不畅）。对于支扩咯血，可分次冲服云南白药，对于小咯血，疗效更明显。但云南白药久服偏温燥，血止应及时停用。药物选择可按血证治疗三源（治火、治气和治血）而定。如热毒损肺络而咯血：重视清热解毒、凉血止血，药选桑叶、白茅根、生地黄、侧柏叶，或配伍使用生艾叶。因瘀出血，出血致瘀：重视活血止血，药选三七、茜草、生蒲黄、生藕节、血余炭等。因气虚失摄出血：重视益气摄血，药选炙黄芪、党参、人参等伍用仙鹤草、白及、紫珠等收涩止血之药。对支扩咯血，三七、仙鹤草是最常用之品，它们药性平和，同时兼有活血和益气补虚之功。虽然支扩咯血多属血热，但这种血热多属局部，全身反而可见气虚甚至虚寒征象。因此用药不宜过凉，必要时可适当配伍艾叶及炮姜，仿《金匮要略》柏叶汤之意。另外，支扩咯血应用炭类止血药要适可而止，因其收涩之性，不利于痰浊之排出，有时反不利于止血。

核心用药：三七、仙鹤草、侧柏叶、生地黄、藕节、白及、艾叶炭、茜草根炭、血余炭。

组合用药举例：

四生丸（《妇人大全良方》）合黛蛤散（《中国药典》）思路：生艾叶、生柏叶、青黛等，适用于支气管扩张热盛动血状态。

补络补管汤（《医学衷中参西录》）思路：生龙骨、生牡蛎、萸肉、三七等，适用于支气管扩张肺肾阴亏、反复少量咯血状态。

四、临证验案

病案一：骨髓移植术后支扩合并哮喘病

患者，女性，33岁，2007年11月23日初诊。

咳嗽，咳黄脓痰反复4年，近年来症状加重，咳嗽明显时伴有喘息，间断有咯血，近日症状反加重，伴有发热。2007年月10月24日查胸片示右中肺支气管肺炎，右下肺支气管扩张？予抗感染治疗后，发热减轻，咽痛有缓解，咳黄痰量稍减。身觉疲乏无力，仍有低热，喘息，口干，大便稍不成形。对磺胺类药物过敏。查体双肺可闻及散在哮鸣音，未及明显湿啰音。舌质稍红而嫩，舌苔薄腻微黄，脉略滑数。

西医诊断：支气管肺炎，考虑合并支气管哮喘及支气管扩张可能。

中医诊断：咳嗽。

处理：建议查胸部螺旋CT，行支气管扩张试验以进一步明确。西药继抗感染，加解痉平喘药物治疗。

中医状态：痰热蕴肺，肺失宣降，兼阴液不足。

定性识别：病性属本虚标实，标为痰热，本虚为气阴不足。

定量分析：目前标实突出，本虚为次，痰热与肺失宣降并重，合计占状态要素的八成，气阴不足占二成。目前又处感染急性加重期，因此，气阴适当兼顾即可，并适当固护胃气。

处方：炙麻黄6g，苦杏仁10g，生甘草10g，忍冬藤30g，竹茹15g，法半夏15g，紫苏子15g，金荞麦根30g，沙参15g，生艾叶10g，地龙干10g，黄芩15g，石韦15g，炒麦芽15g。5剂，水煎内服，日1剂，分服。

二诊（2007年11月30日）：经治疗后发热退，咳喘及痰量均有减轻，痰不易咳出，吹风稍有头痛，口稍干，痰黄黏带泡沫，偶有血痰，量不多，大便不成形，4~5次/日。查体：右肺底可闻及少许细湿啰音，散在哮鸣音，较前明显减少。舌质稍红而嫩，舌苔薄腻微黄，脉略滑。

状态识别：痰热标实改善，仍占主体，中医状态调节，继续用前方案。

处理：西医继续抗感染1周，继续解痉平喘。

处方：炙麻黄6g，苦杏仁10g，甘草10g，法半夏15g，紫苏子15g，金荞麦根30g，沙参15g，生艾叶10g，浙贝母15g，黄芩10g，炒麦芽15g，炒谷芽15g，马齿苋20g，天竺黄10g，地龙干10g。7剂，水煎内服，日1剂，分服。

三诊（2007年12月7日）：喘息未作，痰量明显减少，初时咳1~2口黄痰，后为白痰，易汗出，伴有疲乏感，活动后气短，大便已明显改善，受凉后有鼻塞及打喷嚏。查体：双肺未及哮鸣音，舌质稍红而嫩，舌苔薄腻微黄，脉略滑。

查胸部CT证实支气管扩张，右中肺及左上肺病灶，肺功能检查支持支气管哮喘。追问病史，患者4年前因患急性白血病行骨髓移植治疗，并服用抗排斥药物3年。现已停药。这几年来反复出现咳嗽、咳黄痰病史。

状态调节：停用西药。

处方：麻黄根10g，防风15g，苦杏仁10g，生甘草10g，法半夏10g，紫苏梗15g，沙参15g，生艾叶10g，浙贝母15g，黄芩10g，冬瓜仁20g，生薏苡仁30g，玉竹10g，黄精15g，茯苓15g，辛夷花（包煎）10g。7剂，水煎内服，日1剂，分服。

后续调养月余，症情平稳。

病案二：支扩合并咯血

患者，男，38岁，2009年4月25日初诊。

反复咳嗽咳痰10余年，3年前因咯血，查胸部CT诊为右中上肺支气管扩张并感染。近3年来多次咯血，少量到中量咯血，伴有咳嗽，咳黄痰，精神疲惫，晨起及下午咳嗽，咳痰，痰咳出咳渐缓解。3天前无明显诱因出现咯血，色鲜红，无发热，伴有咳嗽，咳黄脓痰，无发热，气短，怕风，口稍干，大便调。查体：右肺可闻及粗湿啰音。舌淡红稍胖，苔薄黄白腻，脉细滑。

西医诊断：支气管扩张并咯血。

中医诊断：血证——咯血，肺络张。

状态定性识别：病性属阳，属热，属里，属本虚标实，本虚为气阴两虚，标实为痰热阻肺，热伤肺络。脏腑定位在肺，气血阴阴定位在气、血、阴。

状态定量识别：患者属本虚标实，虚实对比，标实突出，占七至八成，痰热并重，且损伤血络而动血。本虚占二至三成，其中气虚为主。局部与整体关系：肺局部标实为主，整体则有气虚不足兼伤阴之象。

状态调节策略：抗生素抗菌杀菌治标。中药急在清热化痰、凉血止血，适当兼顾气虚不足。

处方：金荞麦根30g，冬瓜仁30g，生甘草10g，浙贝母15g，芦根30g，黄芩10g，生薏苡仁30g，仙鹤草45g，十大功劳叶10g，田七片10g，茜草根炭10g，生艾叶5g，石斛10g。5剂，水煎内服，日1剂，分服。

同时服用云南白药1瓶2g，分8次，2天服完，血止即停。

二诊（2009年4月25日）：患者诉药后2天咯血止，仍有咳黄痰，量有所减少，口干，疲乏明显。纳食不香，大便调。舌淡红稍胖嫩，薄白微黄稍腻苔，脉细略滑。

状态分析：出血已止，痰热标实仍存，气阴两伤，本虚较前明显。

状态调节：停用云南白药，中药处方中停用收涩止血炭药，增加益气养阴力度。清化痰热七成，仍兼顾活血止血，防咯血反复，清化痰热注意顾护脾胃；补益气阴占三成，其中补气二成，养阴一成。

处方：金荞麦根30g，冬瓜仁30g，生甘草10g，浙贝母15g，芦根15g，薏苡仁30g，仙鹤草30g，十大功劳叶10g，田七片10g，石斛10g，太子参10g，麦芽15g，生紫菀10g，玉竹10g。7剂，水煎内服，日1剂，分服。

后以此方为基础，调节月余，患者自觉精力明显改善，咳痰黄白相兼，量稳定，随诉半年未咯血。

参考文献

[1]成人支气管扩张共识编写组.成人支气管扩张症诊治专家共识（2012年）.中华结核和呼吸杂志，2012，35(7)：485-493.

第六节　咳嗽变异性哮喘

咳嗽变异性哮喘（cough variant asthma，CVA）是Gluser于1972年首次报道并命名（变异性哮喘）。近年的国内外咳嗽诊治指南，统一将其命为咳嗽变异性哮喘。全球哮喘防治倡议（GINA）明确认为咳嗽变异性哮喘是哮喘的一种形式，它的病理生理改变与哮喘一样，也是持续气道炎症反应与气道高反应性。该病的咳嗽症状多发生在夜间或凌晨，常为刺激性咳嗽，可因受凉、感冒或接触刺激性气味而诱发，此时往往被误诊为支气管炎或慢性支气管炎。CVA是慢性咳嗽的最常见病因，国内多中心调查结果显示约占慢性咳嗽原因的1/3。有些哮喘患者肺功能已有明显下降，但咳嗽仍为唯一症状或主要症状，也有部分典型哮喘患者在喘息症状缓解后，咳嗽成为主要症状。

按照中医症状命名的原则，本病属"咳嗽"范畴，属于"风咳""顽咳"。张三锡曾云："诸病易治，咳嗽难医。"徐大椿在《咳嗽难医论》中谓："诣其研求咳嗽治法，四十余年而稍能措手。"咳嗽变异性哮喘从现代医学开始认识至今，不到40年。中医治疗已数千年，其中有多少难治性咳嗽属于本病不得而知，但本病当属难治性咳嗽范围。本病虽表现为咳嗽，但本质则与哮病相近（借鉴该病的现代病理生理机制）。

按照循病识态思路，其治疗当综合中医学咳嗽和哮病的辨治策略。

一、临床表现及体征

（一）临床表现

主要表现为刺激性干咳，通常咳嗽比较剧烈，夜间及凌晨咳嗽为其重要特征。感冒、冷空气、灰尘及油烟等容易诱发或加重咳嗽，但其他原因的慢性咳嗽也同样存在这些诱发因素。

部分CVA患者会发展为典型哮喘，病程长、气道反应性高、诱导痰嗜酸粒细胞高是发展为典型哮喘的危险因素。

（二）体征

一般无阳性体征。

二、病理生理与状态机制

1. 病理生理

咳嗽变异性哮喘其本质就是哮喘，由于气道慢性炎症持续存在，从而导致气道高反应状态。其气道高反应性主要表现为咳嗽敏感性增强和胸外气道反应性增加。其机制包括由于神经肽类物质如P物质（重要的炎性介质和致咳物质）的分泌增高。或是支气管上皮细胞下咳嗽受体的兴奋阈值低于正常人，对各种刺激敏感性增高，某些致病因子刺激气管上皮下咳嗽受体，通过迷走神经通路直接引起咳嗽，或者通过引起局部支气管收缩间接引起咳嗽反射，导致顽固性的咳嗽。其夜间及清晨咳嗽明显，则与哮喘一样，是由于气道直径和气道炎症反应的周期性变化导致了夜间气道高反应性。除了气道高反应性外，CAV与哮喘一样同样存在气道重构。

CVA与经典哮喘一样，其基本病因和危险因素仍是宿主因素和环境因素，是多基因遗传与环境因素相互作用导致的疾病。这些遗传性特征不仅是本病发病的危险因素，往往还决定对药物的反应。环境因素则主要包括引起本病的各种特异性和非特异性物质。前者如特异性变应原，包括尘螨、花粉、真菌、动物毛屑等，通过变态反应诱发气道高反应性；后者如非特异性吸入物，由于大气污染、汽车尾气、烟草烟雾和电磁烟雾等含有的有害化学物质、悬浮颗粒等刺激和腐蚀呼吸道黏膜，引起微血管渗漏，炎性介质释放，迷走神经末梢暴露，诱发气道高反应。

感染，尤其是病毒感染引发气道末梢感觉神经炎症，刺激神经末梢过度释放合成肽、缓激肽、降钙素等基因相关肽，参与气道高反应性。饮食与本病发病有关，如ω-6多不饱和脂肪酸增加，盐、冷饮、巧克力等食物摄入量增加亦可增强呼吸道高反应。另外，运动、过度通气、气候变化、情绪波动等因素均可诱发气道高反应性。

2. 咳嗽状态机制

分析本病的状态机制，首先要借鉴CVA相关疾病的病理生理机制。现代医学认为，过敏性鼻炎与支气管哮喘之间的关系是"同一条气道，同一种病"。从中医学角度来分析，二者病机也是相密切相关。肺开窍于鼻，不同的是病之深浅不同而已。咳嗽变异性哮喘的病机也与此相当接近。三病一为喷，一为咳，一为喘。症不同，机相似。CAV的状态机制，可借鉴"鼻鼽""哮证"相关机制。本病病因分内因和外因，内因责之于禀赋易感或不耐（"夙根"），外因则与外邪、饮食、情志等有关。特别要指出，这里的外邪不仅包括传统中医学的六淫非时之感，更多的是现代特异性变异原及环境毒邪（当然这些外邪也可用传统六淫等邪气属性进行取类比象归类）。前人将哮病病机概括为"因内有壅塞之气，外有非时之感，膈有胶固之痰，三者相合，闭拒气道，搏击有声，发为哮病"。CVA则"壅塞之气"不显，表现为非时之感引动伏痰，肺气上逆作咳。因个体"夙根"，形成类似"伏痰""伏湿""内风"等潜伏状态基础，因感触风邪、寒邪、湿邪等非时之感，表现出外风引动内风、外寒引动伏痰、外湿引动伏湿等病机，形成肺气上逆的顽咳状态。

三、咳嗽状态辨治

（一）核心状态要素识别

1. 虚

虚这一状态要素对本病的发生和状态的长期维持具有重要的影响。虚包含两层含义：一是先天禀赋不耐；二是久病正虚。

先天禀赋，受之于父母，即是遗传因素（基因）对本病的影响。对此有两种观点，一是责之于虚，表现为对常态环境因素的不耐受；二是伏邪为患，伏邪易受外邪引动共鸣为患。笔者认为当与二者均相关。但遗憾的是，无论责之于虚还是伏邪，似乎均缺少治本之良策，这也是本病难以根治的重要原因。这种禀赋不耐表现为对某些因素的易感性和机体的高反应性，是本病病理生理机制的充分体现。从中医学角度来讲，这种虚，来自先天，辨治当离不开肾；而伏邪通过审证求因的思路，可从伏风（内风一种）、伏痰、伏湿入手辨治。

久病正虚，则来自后天。从咳嗽变异性哮喘的临床表现来看，这种虚表现为易感冒、不耐寒凉和刺激。主要责之于气虚、阳虚及阴虚。临证中相当多的患者发病前已存在或合并多年的过敏性鼻炎（鼻鼽）。这种虚，视病程及虚损程度，可定位于肺、脾和肾。

2. 风（伏风）

本病之咳嗽，常可因触冒风邪而诱发或加重，其症状常表现为咽痒气上冲而阵发咳嗽，或伴有喷嚏等症状特点。其诱因或症状均类似风邪为患的特征。风当分外风和伏风。外风作为外邪袭肺而发，常兼夹为患，如表现为风寒、风热、风燥等，此为大家熟知。另外则是伏风说，借助于中医学思维分析得出，患者咳嗽特征表现为风的特点，且反复发作；借鉴鼻鼽、哮证的辨治经验，患者似有风邪潜伏，并易与外风同气相求相感而发；伏风可归属于内风，多责之于肝或肾。

3. 寒

寒是本病的重要状态要素之一。寒或为外来寒邪为患，或为阳虚内寒为患，还可为阳虚外感相合为患，是外感咳嗽最重要的外邪。本病虽为慢性咳嗽，看似属内伤咳嗽，实则与外感息息相关，如本病常因外感诱发或加重，此时当归之为外感咳嗽，属内伤基础上的外感咳嗽。临证常见的状态有外寒内饮的小青龙汤证、阳虚感寒的少阴病"太少两感"证等。其他还可参考"咳嗽状态辨治总论""急性气管–支气管炎"等章节相关内容。

4. 痰（含伏痰）

痰是本病的重要状态要素之一。痰多责之于内生之痰，"伏痰"（与先天禀赋有关）的概念来自于哮病，属于"伏邪"范畴。其识别和处理原则同哮病。本病在胖人中发病率增高，也似乎在一定程度上印证了中医学"肥人多痰"的理论。

5. 湿（含伏湿）

湿也是本病的重要状态要素之一，尤其是伏湿。"伏湿"的概念是由哮病"伏痰"延伸而来，与"夙根"有关。为后天内外环境致病因素作用于先天禀赋而形成的一种状态，这种状态既具有"湿"的病理特点（湿性黏滞，缠绵难愈），又深伏体内，故以"伏湿"命名。利用中医学思维藏象理论分析，结合肺与皮毛相表里理论，可将皮肤病湿疮（慢性湿疹）与肺病哮病顽咳（支气管哮喘、咳嗽变异性哮喘）联系起来。临床上不少患者可并见这两种疾病，其内在机制就是慢性炎症与变态反应，在皮肤表现为顽固性皮炎而瘙痒，在肺则表现为气道高反应而咳喘，有理由推测出本病状态要素中湿占有一定的比例。临床通过纤维支气管镜观察患者气管黏膜表现，有表现为黏膜偏白伴有渗出，也有表现为充血明显伴有渗出，为类似于寒湿和湿热之表现，似乎加强印证了这种推论。临床中部分CVA患者，尤其是地处岭南湿热地带者，胃肠功能及舌苔状况很多都表现出明显的湿邪阻滞状态，且同样有寒湿和湿热之分。

（二）核心状态要素干预

状态调节原则：一是处理好虚实寒热关系；二是采取针对禀赋及夙根（伏痰及伏湿）的恰当处理策略；三是处理好外感与内伤的关系。

1. 虚（含先天禀赋不耐）

对于先天禀赋不耐之虚，目前干预对策效果有效，核心策略是虚者补之，补先天（肾）为主，后天（脾）为辅。重在以血肉有情之品培补先天，辅以调补后天脾胃以助运化，或佐之酸敛酸收，或重镇潜纳。

对于久病正虚，补益则从肺、脾、肾入手。

核心用药：

补肾：紫河车、鹿茸、黄精、桑葚、淫羊藿、巴戟天。

补脾：党参、白术、山药。

补肺：北芪、南芪（五指毛桃）、玉竹。

组合用药举例：

二仙汤（《妇产科学》）思路：淫羊藿、巴戟天、当归等，适用于咳嗽变异性哮喘肾虚不耐而咳嗽状态。

理中丸（《仁斋直指方》）思路：人参、白术、干姜、甘草等，适用于咳嗽变异性哮喘脾虚不耐而咳嗽状态。

补肺汤（《三因极一病证方论》）思路：人参、紫菀、五味子、款冬花等，适用于咳嗽变异性哮喘肺虚不耐而咳嗽状态。

2. 风

外风为患，无论是风寒、风热或是风燥，其辨识处置可参见本书相关章节。这里重点提及伏风状态要素的处理。伏风可归属于内风，多责之于肝或肾。其核心策略为补肝肾、镇冲逆、息风止咳。

核心用药：川芎、白芍、五味子。

组合用药举例：

镇风止咳汤（自拟方）思路：天麻、生决明、当归、川芎、前胡、苏子、五味子、山萸肉、柴胡、炙甘草，适用于咳嗽变异性哮喘外风引动伏风咳嗽状态。

临证当注意，由于禀赋不耐，虫类祛风搜剔之品，尤其是蝉蜕，易成为致敏原因素，当慎重使用。

3. 寒

关于本病状态要素寒的调节，外来之寒可参考本书"咳嗽状态辨治总论""急性气管–支气管炎"等章节相关内容。阳虚内寒当从脾肾入手，也可参考本书相关章节，本节就不再重复。

4. 痰

本病之状态要素痰，外感诱发时，可内外合邪为患，调节的重点在于正本清源，当从痰之属性、痰之源头进行，或清解，或温化，或健脾等。这里不再展开，可参见本书"支气管扩张"等章节。而"伏痰"与先天禀赋有关，也与后天失养感邪等有关，干预的重点可由"痰动于肾"入手，治疗策略当为"病痰饮者，当以温药和之"。

核心用药（伏痰）：干姜、肉桂、白芥子。

组合用药举例：

阳和汤合二仙汤思路：干姜、肉桂、白芥子、淫羊藿、巴戟天等，适用于咳嗽变异性哮喘伏痰而咳嗽状态。

5. 湿

本病伏湿状态，临证可分寒湿伏肺和湿热伏肺进行调节。

核心用药：川椒、砂仁、蛇床子、石菖蒲、苦参、侧柏叶。

组合用药举例：

川椒散（《仁斋直指方》）思路：川椒、诃子、川芎、细辛等，适用于咳嗽变异性哮喘寒湿伏肺状态。

当归苦参丸（国药准字Z11020318）加味思路：苦参、当归、侧柏叶、白鲜皮等，适用于咳嗽变异性哮喘湿热伏肺状态。

四、临证验案

病案一

患者，刘某，男，54岁，2007年6月14日初诊。

反复咳嗽5年，感冒受凉加重，咳白黏带泡沫痰，1年前行支气管激发试验诊断为咳嗽变异性哮喘。咳嗽明显，夜间加重。偶严重时有喘息感。平时怕冷，怕吹空调，大便不成形，一日2~3次。双肺未及干、湿啰音。舌稍暗，薄白腻，脉滑，重按无力。既往曾有慢性结肠炎病史、过敏鼻炎病史。

西医诊断：咳嗽变异性哮喘，过敏性鼻炎，慢性结肠炎。

中医诊断：咳嗽，泄泻。

中医状态：脾肾阳虚，肺气不足，伏痰阻肺，湿滞大肠。

状态定性识别：病性属本虚标实，本虚为阳虚和气虚，标实为伏痰和湿浊。病位在肾、脾、肺、大肠。

状态定量分析：虚实对比：本虚为主，约占七成；标实为辅，约占三成。虚中气虚和阳虚对比：阳虚为主，气虚为次。实中肺中伏痰和湿滞大肠并重。

状态调节策略：温脾肾之阳，固肺卫之气，理肺之伏痰，化肠之湿滞。

处方：熟附子（先煎）15g，炙麻黄6g，细辛3g，生艾叶10g，防风15g，益智仁10g，辛夷花（包煎）10g，白芍15g，桂枝10g，法半夏10g，党参30g，苏叶10g，干姜10g，紫菀15g，马齿苋30g。7剂，水煎内服，日1剂，分服。

继续吸入外院所用氟替卡松气雾剂抗炎止咳。

临床以此法此方为加减，调治3个月，患者自觉怕冷明显改善，可耐受空调，受凉打喷嚏减轻，大便次数有减少。可间断停药。

病案二

患者仲某，男，37岁。1999年9月17日初诊。

咳嗽反复发作20年，加重10天。本次因感冒引发咳嗽，痰白质稀，易咳，咽痒咳甚则呕。舌淡暗苔薄白，脉细滑。外院曾诊断为过敏性哮喘，过敏性咽炎。

西医诊断：咳嗽变异性哮喘，过敏性咽炎。

中医诊断：咳嗽。

中医状态：风寒外邪引动伏风。

状态定性识别：病性属本虚标实，本虚为气虚，标实为风寒外邪和伏风。病位主在肺。

状态定量分析：虚实对比：标实为主，约占八成；本虚为辅，约占两成。

状态调节策略：外邪为患者，当先治标，后治本，外散风寒，内敛伏风。

处方：炙麻黄6g，炒杏仁10g，生艾叶10g，防风10g，象贝母12g，荆芥10g，蝉蜕6g，牛蒡子15g，乌梅6g，百部10g，紫菀15g，黄芩15g，制半夏10g，五味子10g。7剂，水煎内服，日1剂，分服。

二诊（1999年10月8日）：药后咳减，停药，咳加重，干咳少痰，咳甚，两胁胸痛，或伴呕吐，怕风。舌淡暗，苔薄白，脉细。

风邪犯于肺络，久久不去，再予散风、敛肺。

处方一：炙麻黄6g，生艾叶12g，五味子10g，诃子10g，生石决明30g，郁金10g，旋覆花10g，荆芥10g，羌独活（各）

15g，炒杏仁10g，全蝎6g，川芎10g，炒白芍15g。3剂。

处方二：炒白芍15g，广地龙15g，全蝎6g，川芎15g，炙甘草10g，炒杏仁10g，前胡15g，苏子15g，防风10g，五味子10g，乌梅10g。4剂，服完处方一后再服本方。

三诊（1999年10月15日）：咳嗽好转，偶咳，服第一方效佳，舌淡暗，苔薄白，脉细。

处方：效不更方，两方交替服用1周。

四诊（1999年10月22日）：咳嗽，痰少，口干，鼻塞，咽痒偶有头痛，情绪波动则咳嗽加重，眠差。舌淡暗，苔薄白，脉细弦。

标实已去大半，治疗当注重培本扶正，兼散风和解。

处方：柴胡15g，生艾叶12g，黄芩15g，牛蒡子15g，前胡15g，炙麻黄6g，五味子10g，苏子梗15g，党参12g，百部10g，旋覆花10g，诃子10g，生麦芽30g，紫河车15g，芦根15g，郁金10g，沙参15g。7剂，水煎内服，日1剂，分服。

7剂后，咳愈。

第七节　胃食管反流性咳嗽

胃食管反流性咳嗽（GERC）是因胃酸和其他胃内容物反流进入食管，导致以咳嗽为突出表现的临床综合征，属于胃食管反流病的一种特殊类型。GERC是慢性咳嗽的常见原因，发生率为5%～41%，存在一定的地区差异。在欧美报道中极为常见，而日本极为少见，国内GERC占慢性咳嗽病因的12%。胃食管反流性咳嗽属于中医学传统内伤咳嗽——"五脏六腑皆令人咳"的胃咳或脾咳范畴。

一、临床表现及体征

（一）临床表现

反复咳嗽，咳嗽大多发生在日间和直立位以及体位变换时，干咳或咳少量白色黏痰，进食酸性、油腻食物容易诱发或加重咳嗽。半数GERC患者可伴反酸、胸骨后烧灼感及嗳气等典型反流症状，但也有不少患者以咳嗽为唯一的表现。

本病的基本特点就是反流相关症状和进食相关咳嗽。临床需排除支气管哮喘、嗜酸粒细胞性支气管炎、上气道咳嗽综合征、接触环境刺激因素或服用ACEI类药物等引起的咳嗽。

（二）体征

一般无阳性体征。

二、病理生理与状态机制

1. 病理生理机制

本病的发病机制涉及微量误吸、食管–支气管反射、食管运动功能失调、自主神经功能失调与气道神经源性炎症等，目前认为食管–支气管反射引起的气道神经源性炎症起主要作用。除胃酸反流以外，部分患者还与弱酸或弱碱等异常非酸反流（如胆汁反流）有关。

根据食管pH值监测结果可知，患者的咳嗽严重程度并不与反流严重程度相关。75%的GERC患者没有反流性食管炎的表现，而严重的反流性食管炎患者不一定有咳嗽症状。GERC发生高位反流及误吸时，可发生多种并发症，包括细菌性肺炎、化学性肺炎、脂质性肺炎、支气管扩张、肺脓肿、间质性肺纤维化、弥漫性细支气管炎等。

2. 咳嗽状态机制

胃食管反流性咳嗽的基本病机是胃失和降，肺胃相关，肺气上逆而咳作。生理上，脾主升清，胃主降浊，胃气通降功能受阻则病。直接原因多由饮食所伤、胃火冲逆或痰浊中阻所致；间接原因则常因肝气郁滞、横逆犯胃、胃失和降，可表现为肝气犯胃和肝胃郁热。

本病的核心状态趋势是气逆，涉及肺气上逆、胃气上逆、肝气上逆（横逆）及冲气上逆，常因外感、饮食不节及七情不畅而诱发。人体系统五脏相关，脏腑联动，标在肺，本在胃（脾）和（或）肝、肾。

三、咳嗽状态辨治

（一）核心状态要素识别

气逆是胃食管反流相关性咳嗽的核心状态要素。气逆包括肺气上逆、胃气上逆和肝气上逆，核心环节是胃气上逆。咳嗽是标象，胃气上逆是本机。

胃气上逆常因感受外邪，饮食不节，痰饮内停，情志所伤，或久病等所致，病性有虚、实、寒、热之分。病位在胃腑，既可是邪气扰胃（来自外界或体内），也可因诸多因素所致脾胃虚弱而成。既可是胃腑自病而成，亦可由他脏（肺、肝、脾、肾）累及而生。

胃食管反流相关性咳嗽的气逆状态，正是"五脏六腑皆令人咳"的重要机制之一。气逆的形成，也往往表现为脏腑相关性：一是肺胃相关；二是肝肺（脾胃）相关；三是肺肾（脾胃）相关。

1. 肺胃相关气逆状态

本病肺胃相关最多见，其基本病机是内外合邪为病。正如《素问·咳论》言："皮毛者肺之合也，皮毛先受邪气，邪气以从其合也。其寒饮食入胃，从肺脉上至于肺则肺寒，肺寒则外内合邪因而客之，则为肺咳。"如喻嘉言所言："明咳之始因以内外合邪四字扼要……人身有外邪，有内邪，有内外合邪，有外邪已去而内邪不解，有内邪已除而外邪未尽……"（《医门法律》）。

本病往往是外感风寒和内伤饮食相合为病。常常是脾胃饮食内伤为基础，外感寒邪为诱因，形成风寒无形之邪入内与饮食有形之邪相合，留恋不舍；或外邪虽去，但内邪不解，最终迁延发病。本病的现代医学"食管-支气管反射"机制，用中医学的说法来阐述，即为肺胃蕴邪状态。另外，亦可从《素问·咳论》"三焦咳状，咳而腹满，不欲饮食，此皆聚于胃，关于肺，使人多涕唾而面浮肿气逆也"来理解。

肺胃蕴邪状态，既可是外寒内饮（湿）的寒化状态（常因脾虚湿困感寒而发），亦可是邪滞湿热内蕴的热化状态（常因素体饮食不节湿热中阻感湿而发）。

2. 肝肺相关气逆状态

肝肺相关气逆状态，有两条路径。第一条路径是肝肺直接相关，这又包含两个方面：既可因肝升太过，肺降不及，而成肝阳上亢，肺失肃降之咳嗽状态；又或肝旺肺虚，而成"木火刑金"，肺失清肃之咳嗽状态。第二条路径是因肝气横逆犯胃，胃气上逆累及肺气不降而成。

3. 肺肾相关气逆状态

此处讨论的肺肾相关气逆状态，类似古人所谈论的冲气咳嗽。证候表现为咳嗽时，自觉有气从少腹上冲而发。冲脉本属肝经，与肾经交合，其标在阳明胃，其本在少阴肾，冲气上逆，多夹肾中虚火，经阳明胃至太阴肺，上逆而咳嗽。

如唐容川在《血证论》中说："又有冲气咳逆者，以冲脉起于血海，循行而上丽于阳明，血海受伤则冲脉气逆，上合阳明，而为火逆燥咳之证……又有冲气挟肝经相火，上乘肺金者，其证目眩口苦，呛咳数十声不止，咳牵小腹作痛，发热频赤……"。

（二）核心状态要素干预
1. 肺胃相关气逆状态

肺胃相关气逆状态的干预，一是要注意区分引起肺气上逆和胃气上逆的气逆病机的主从关系；二是区分有无外邪及饮食的诱发因素。

（1）外寒内饮（湿）状态

核心用药：苏叶、旋覆花、干姜、生姜、姜半夏、陈皮。

组合用药举例：

香苏散（《太平惠民和剂局方》）思路：香附、苏叶、陈皮等，适用于胃食管反流相关性咳嗽，内外合邪而形成的肺胃相关上逆状态之轻症。

金沸草散（《太平惠民和剂局方》）思路：旋覆花、麻黄、荆芥穗、半夏等，适用于胃食管反流相关性咳嗽，内外合邪而形成的肺胃相关上逆状态之重症。

（2）邪滞湿蕴状态

核心用药：黄连、枇杷叶、瓜蒌、法半夏、陈皮、竹茹。

组合用药举例：

半夏橘皮汤（《圣济总录》）思路：半夏、橘皮、麻黄等，适用于胃食管反流相关性咳嗽，内外合邪而形成的肺胃相关上逆之邪滞湿蕴偏寒者。

瓜蒌杏连丸（《丹溪心法》）思路：瓜蒌、苦杏仁、黄连等，适用于胃食管反流相关性咳嗽，内外合邪而形成的肺胃相关上逆之邪滞湿蕴偏热者。

半夏泻心汤（《伤寒论》）思路：法半夏、黄芩、干姜、黄连、人参等，适用于寒热中阻，胃失和降，中气不足者。

2. 肝肺相关气逆状态

（1）肝阳上亢，肺失肃降之咳嗽状态

核心用药：天麻、生石决明、半夏、前胡、柴胡、紫苏子。

组合用药举例：

天麻白术半夏汤（《脾胃论》）加减思路：天麻、白术、半夏、前胡、苏子等，功在平肝运脾降肺止咳，适用于肝阳上亢，脾失健运，肺失肃降之咳嗽状态。

（2）"木火刑金"，肺失清肃之咳嗽状态

核心用药：生石决明、珍珠母、桑白皮、青黛、海蛤壳、苦杏仁等。

组合用药举例：

泻白散（《小儿药证直诀》）合黛蛤散（《中国药典》）思路：桑白皮、地骨皮、青黛、海蛤壳等，功在清肝泻火、降肺止咳，适用于肺虚肝旺、肺失清肃之咳嗽状态。

（3）肝气横逆犯胃，胃逆犯肺之咳嗽状态

核心用药：柴胡、郁金、黄连、吴茱萸、煅瓦楞子、枇杷

咳嗽从状态论治

叶等。

组合用药举例：

四逆散（《伤寒论》）合左金丸（《丹溪心法》）思路：柴胡、黄连、吴茱萸、枳壳、苦桔梗等，以疏肝理气、和胃降逆，适用于肝胃不和、肺气不降偏实者。

3. 肺肾相关气逆状态

核心用药：代赭石、沉香、乌药、旋覆花、苦杏仁、桔梗。

组合用药举例：

旋覆代赭汤（《伤寒论》）加味或张锡纯降胃镇冲汤（《医学衷中参西录》）加减思路：旋覆花、半夏、人参、代赭石、生牡蛎、生芡实等，以镇冲降胃，适用于冲气上逆、肺胃不降者。

四、临证验案

患者刘某，女，45岁，2014年7月4日初诊。

病史：近年来反复咳嗽，咳时觉气从脘腹中上冲而诱发，伴有咽喉部痰堵塞感，不易咳出，口偏干，胃胀不明显。平素间断反酸嗳气，易胃脘痞胀不适，大便偏干、偏多，入睡难又易醒。既往多次胃镜及肠镜示慢性胃炎、慢性结肠溃疡、反流性食管炎。耳鼻喉科专科检查示：慢性咽炎。慢性胃炎、慢性咽炎病史多年。否认过敏史。

舌脉：舌质偏淡暗，苔薄腻满布微黄白，脉细滑。

西医诊断：慢性咳嗽（胃食管反流性咳嗽），慢性胃炎，胃-食管反流病，慢性咽炎。

中医诊断：咳嗽（脾虚湿瘀互结，胃逆犯肺状态），胃痞病（脾虚湿瘀互结）。

状态调节策略：健脾化湿，和胃降逆，利咽止咳。

处方：白术15g，茯苓30g，紫苏梗15g，枇杷叶15g，海螵蛸15g，八月札10g，法半夏10g，前胡15g，煅瓦楞子30g，浙贝母15g，降香6g，春砂仁（后下）3g，黄连3g，绵茵陈15g，麦芽15g。7剂，水煎内服，日1剂，分服。

二诊（2014年7月11日）：病史同前。药后咳嗽症状改善，反酸及嗳气有减轻，间中胃脘胀痛不适，口偏干，大便调，多梦眠差。舌质稍淡暗，苔薄腻，脉细滑。

分析与处理：治疗总体策略不变，在前方基础上，去绵茵陈、八月札、枇杷叶，茯苓改为茯神，加厚朴、生甘草、旋覆花、郁金，以加强疏肝解郁、安神降逆功效。

处方：白术15g，茯神15g，紫苏梗15g，海螵蛸15g，薏苡仁30g，法半夏10g，前胡15g，煅瓦楞子30g，浙贝母15g，降香6g，春砂仁（后下）3g，黄连3g，姜厚朴10g，生甘草5g，旋覆花10g，郁金10g。7剂，水煎内服，日1剂，分服。

三诊（2014年7月18日）：病史同前。药后症状有改善，近日外感后又有反复，咽稍痛有痰感，间中胃脘胀痛不适，口偏干，大便调，多梦，眠差。舌质稍淡暗，舌苔薄腻微黄，脉细滑。

分析与处理：治疗总体策略不变，在前方基础上微调，以巩固疗效。

处方：春砂仁（后下）3g，黄连3g，姜厚朴10g，生甘草5g，郁金10g，降香6g，白术15g，茯神15g，紫苏梗15g，海螵蛸15g，薏苡仁30g，法半夏10g，煅瓦楞子30g，浙贝母15g，绵茵陈15g。7剂，水煎内服，日1剂，分服。

附一：咳嗽状态辨治成方溯源

1. 三拗汤（《太平惠民和剂局方》）

【组成】麻黄（不去根节），杏仁（不去皮尖），甘草（不炙），各等份（参考剂量10g）。

【功效】宣肺解表，止咳平喘。

按语：本方为咳嗽状态调治之总方。

2. 桂枝汤（《伤寒论》）

【组成】桂枝9g，芍药9g，生姜9g，大枣3枚，甘草6g。

【功效】解肌发表，调和营卫。

3. 小青龙汤（《伤寒论》）

【组成】麻黄9g，芍药9g，细辛6g，干姜6g，炙甘草6g，桂枝9g，五味子6g，半夏9g。

【功效】 解表散寒，温肺化饮。

4. 麻杏薏甘汤（《伤寒论》）

【组成】 麻黄6g，杏仁9g，薏苡仁15g，甘草6g。

【功效】 通经解表，祛寒除湿。

5. 麻黄附子细辛汤（《伤寒论》）

【组成】麻黄一两，附子（炮）一枚，细辛二两。

【功效】温经解表。

6. 止嗽散（《医学心悟》）

【组成】桔梗（炒）、荆芥、紫菀（蒸）、百部（蒸）、白前（蒸）各二斤，甘草（炒）十二两，陈皮（水洗去白）一斤。

【用法】共研细末，每服9g。

【功效】宣肺疏风，止咳化痰。

7. 桑菊饮（《温病条辨》）

【组成】桑叶7.5g，菊花3g，杏仁6g，连翘5g，薄荷2.5g，桔梗6g，甘草2.5g，芦根6g。

【功效】疏风清热，宣肺止咳。

8. 桑杏汤（《温病条辨》）

【组成】桑叶3g，杏仁4.5g，沙参6g，象贝3g，香豉3g，栀皮3g，梨皮3g。

【功效】清宣燥热，润肺止咳。

9. 杏苏散（《温病条辨》）

【组成】苏叶、橘皮、苦桔梗各6g，杏仁、半夏、茯苓、前胡各9g，甘草3g，生姜三片，大枣三枚。

【功效】发散风寒，宣肺化痰。

10. 桂枝加厚朴杏子汤（《伤寒论》）

【组成】桂枝9g，芍药9g，生姜9g，炙甘草6g，大枣3枚，炙厚朴6g，杏仁6g。

【功效】解肌发表，降气平喘。

11. 麻杏甘石汤（《伤寒论》）

【组成】 麻黄6g，杏仁9g，生石膏24g，甘草6g。

【功效】 辛凉宣泄，清肺平喘。

12. 苓甘五味姜辛汤（《金匮要略》）

【组成】茯苓12g，甘草9g，干姜9g，细辛5g，五味子5g。

【功效】温肺化饮。

13. 三子养亲汤（《韩氏医通》）

【组成】紫苏子，白芥子，莱菔子。

【用法】上三味，各洗净，微炒，击碎，看何证多，则以所主者为君，余次之，或等份，每剂不过9g（三钱），用生绢小袋盛之，煮作汤饮。

【功效】降气快膈，化痰消食。

14. 六君子汤（《医学正传》）

【组成】人参9g，白术9g，茯苓9g，炙甘草6g，陈皮3g，半夏4.5g。

【功效】益气健脾，燥湿化痰。

15. 金水六君煎（《景岳全书》）

【组成】 当归6g，熟地黄9～15g，陈皮4.5g，半夏6g，茯苓6g，炙甘草3g。

【功效】 养阴化痰。

16. 二陈汤（《大平惠民和剂局方》）

【组成】 制半夏15g，橘红15g，白茯苓9g，炙甘草4.5g，生姜7片，乌梅1个。

【功效】 燥湿化痰，理气和中。

17. 瓜蒌薤白半夏汤（《金匮要略》）

【组成】瓜蒌实12g，薤白9g，半夏9g，黄酒70mL。

【功效】行气解郁，通阳散结，祛痰宽胸。

18. 加减泻白散（《医学发明》）

【组成】桑白皮30g，地骨皮21g，甘草15g，陈皮15g，青皮15g，五味子15g，人参15g，白茯苓9g。

【用法】共研细末，每服12g。

【主治】阴气在下，阳气在上，咳嗽呕吐喘促。

19. 苏子降气汤（《太平惠民和剂局方》）

【组成】紫苏子、半夏（汤洗七次）各二两半，川当归（去芦）两半，甘草（炙）二两，前胡（去芦）、厚朴（去粗皮，姜汁拌炒）各一两，肉桂（去皮）一两半。

【用法】上为细末，每服二大钱，水一盏半，入生姜二片，枣子一个，紫苏五叶，同煎至八分，去滓热服，不拘时候。

【功效】降气疏壅，引火归元，祛痰止咳。

20. 皱肺丸（《百一选方》）

【组成】款冬花、人参、五味子、桂心（去皮）、紫菀、白石英（微带青色者）、钟乳粉等份。

【用法】上药为末，用羯羊肺一具，去皮尖杏仁250g，同用水煮，肺烂为度，去筋膜，与杏仁同研极烂，和众药为丸，如梧桐子大，阴干。每服50～100丸，食后、临卧各一服。

【主治】久嗽。

21. 清燥救肺汤（《医门法律》）

【组成】桑叶（去枝梗）三钱，石膏（煅）二钱五分，甘草一钱，人参七分，胡麻仁（炒，研）一钱，真阿胶八分，麦门冬（去心）一钱二分，杏仁（泡去皮尖，炒黄）七分，枇杷叶一片（刷去毛，蜜涂炙黄）。

【功效】清燥润肺，化痰止咳。

22. 千金苇茎汤（《备急千金要方》）

【组成】苇茎60g，薏苡仁30g，瓜瓣20g，桃仁9g。

【功效】清肺化痰，祛瘀排脓。

23. 清金化痰汤（《医学统旨》）

【组成】黄芩12g，山栀子12g，知母15g，桑白皮15g，瓜蒌仁15g，贝母9g，麦门冬9g，橘红9g，茯苓9g，桔梗各9g，甘草3g。

【功效】清肺化痰。

24. **宣白承气汤**（《温病条辨》）

【组成】生石膏15g，生大黄9g，杏仁粉6g，瓜蒌皮4.5g。

【功效】清肺定喘，泻热通便。

25. **泻白散**（《小儿药证直诀》）

【组成】地骨皮一两，桑白皮（炒）一两，甘草（炙）一钱。

【功效】清泻肺热。

26. **礞石滚痰丸**（《玉机微义》）

【组成】大黄八两，黄芩八两，沉香半两，青礞石（硝煅）一两。

【用法】上为细末，水丸，如梧桐子大。

【功效】降火逐痰。

27. **小陷胸汤**（《伤寒论》）

【组成】黄连6g，半夏（洗）12g，瓜蒌实30g。

【功效】清热化痰，宽胸散结。

28. **补络补管汤**（《医学衷中参西录》）

【组成】生龙骨30g（捣细），生牡蛎30g（捣细），萸肉30g（去净核），三七6g（研细，药汁冲服）。

【功效】止血，养阴，化痰。

29. **加味泻白散**（《麻科活人全书》）

【组成】桑白皮，地骨皮，白茯苓，知母，黄芩，人参，甘草。

【功效】清热，化痰，益气。

30. **沙参麦冬汤**（《温病条辨》）

【组成】沙参9g，玉竹6g，生甘草3g，冬桑叶4.5g，麦冬9g，生扁豆4.5g，花粉4.5g。

【功效】清养肺胃，生津润燥。

31. 补肺汤（《云岐子保命集论类要》）

【组成】桑白皮60g，熟地黄60g，人参30g，紫菀30g，黄芪30g，五味子30g。

【功效主治】补肺益肾，清火化痰，主劳嗽。

32. 四生丸（《妇人大全良方》）

【组成】生荷叶、生艾叶、生柏叶、生地黄各等份。

【功效】凉血止血。

33. 黛蛤散（《中国药典》）

【组成】青黛30g，蛤壳300g。

【功效】清肝利肺，降逆除烦。

34. 芎归二陈汤（《中医妇科治疗学》）

【组成】川芎6g，当归9g，半夏9g，陈皮4.5g，茯苓4.5g，甘草2g。

【功效】化痰，行气，和血。

35. 四妙勇安汤（《验方新编》）

【组成】元参90g，金银花90g，当归60g，甘草30g。

【功效】清热解毒，活血止痛。

36. 香苏散（《太平惠民和剂局方》）

【组成】香附子（炒香，去毛）120g，紫苏叶各120g，甘草（炙）30g，陈皮60g（不去白）。

【功效】理气解表，化痰止咳。

37. 金沸草散（《太平惠民和剂局方》）

【组成】旋覆花（去梗）三两，麻黄（去节）三两，前胡（去芦）三两，荆芥穗四两，甘草（炒）一两，半夏（汤洗七次，姜汁浸）一两，赤芍药一两。

【功效】治风化痰，和胃降逆。

38. 半夏橘皮汤（《圣济总录》）

【组成】半夏（汤洗10遍，切，焙）一两，陈橘皮（汤浸，去白，焙）一两，杏仁（去皮尖双仁，麸炒，别研）一两，麻黄（去根节）一两一分，赤茯苓（去黑皮）一两一分，柴胡（去苗）一两一分，生姜（切，焙）半两，甘草（炙，锉）半两。

【主治】脾咳。

39. 瓜蒌杏连丸（《丹溪心法》）

【组成】瓜蒌仁、杏仁、黄连等份。

【用法】研末，竹沥、姜汁为丸。

【功效】清热化痰，宣肺止嗽。

40. 半夏泻心汤（《伤寒论》）

【组成】半夏12g（洗），黄芩9g，干姜9g，人参9g，甘草（炙）9g，黄连3g，大枣（擘）12枚。

【功效】和胃降逆，散结消痞。

41. 天麻白术半夏汤（《脾胃论》）

【组成】黄柏（酒洗）0.6g，干姜0.9g，天麻1.5g，苍术1.5g，白茯苓1.5g，黄芪1.5g，泽泻1.5g，人参1.5g，白术3g，炒神曲3g，半夏（汤洗七次）1.5g，大麦蘖面1.5g，橘皮1.5g。

【功效】补脾胃，化痰湿，定虚风。

42. 旋覆代赭汤（《伤寒论》）

【组成】旋覆花9g，半夏（洗）9g，甘草（炙）9g，人参6g，代赭石6g，生姜15g，大枣（擘）4枚。

【功效】降逆化痰，益气和胃。

43. 藿香正气散（《太平惠民和剂局方》）

【组成】大腹皮一两，白芷一两，紫苏一两，茯苓一两，半夏曲二两，白术二两，陈皮二两，姜厚朴二两，苦桔梗二两，藿香三两，炙甘草二两半。

【功效】散寒祛湿，宣畅气机。

44. 养阴清肺丸（《中华人民共和国药典》2010版一部）

【组成】地黄，玄参，麦冬，白芍，川贝母，牡丹皮，薄荷，甘草。

【功效】养阴润燥，清肺利咽。

45. 羚角钩藤汤（《通俗伤寒论》）

【组成】羚角片（先煎代水）一钱半，鲜淡竹茹（先煎代水）五钱，钩藤（后下）三钱，霜桑叶二钱，菊花三钱，鲜生地五钱，生白芍三钱，川贝母四钱，茯神三钱，生甘草八分。

【功效】凉肝息风，增液舒筋。

46. 贝母瓜蒌散（《医学心悟》）

【组成】贝母一钱半，瓜蒌一钱，花粉八分，茯苓八分，橘红八分，桔梗八分。

【功效】润燥，化痰，散结。

47. 天麻钩藤汤（《小儿卫生总微论》）

【组成】钩藤，天麻，蝉蜕，防风，人参，麻黄，僵蚕，蝎尾，炙甘草，川芎，麝香。

【功效】散风定惊。

48. 二仙汤（《妇产科学》）

【组成】仙茅9g，仙灵脾9g，巴戟天9g，当归9g，黄柏6g，知母6g。

【功效】温肾阳，补肾精，泻相火，调冲任。

49. 理中丸（《仁斋直指方》）

【组成】人参、干姜、白术、甘草（炙）各等份。

【功效】补肺，止寒嗽。

50. 补肺汤（《三因极一病证方论》）

【组成】款冬花30g，桂心30g，桑白皮120g，人参30g，紫菀30g，白石英30g，五味子45g，石钟乳45g，麦门冬60g。

【功效】补虚散寒，降气止咳。

51. 阳和汤（《外科全生集》）

【组成】熟地黄30g，麻黄1.5g，鹿角胶9g，白芥子6g，肉桂3g，生甘草3g，炮姜炭1.5g。

【功效】温阳补血，散寒通滞。

52. 川椒散（《仁斋直指方》）

【组成】川椒、诃子、生姜、肉桂、川芎、细辛、白术各等份。

【功效】温里，散风，通窍。

53. 当归苦参丸（国药准字Z11020318）

【组成】当归，苦参。

【功效】凉血，祛湿。

54. 玉屏风散（《世医得效方》）

【组成】黄芪30g，白术10g，防风10g。

【功效】益气固表。

55. 红椒丸（《普济方》）

【组成】川椒3g，干姜3g，款冬花3g，紫菀3g，礜石1.5g，附子1.5g，细辛1.5g，皂角1.5g。

【功效】温里，散寒，止咳。

56. 补阳还五汤（《医林改错》）

【组成】黄芪120g，当归6g，赤芍5g，地龙3g，川芎3g，红花3g，桃仁3g。

【功效】补气，活血，通络。

57. 缩泉丸（《妇人良方》）

【组成】乌药，山药，益智仁。

【功效】温肾，祛寒，止遗。

58. 苍耳子散（《济生方》）

【组成】辛夷仁15g，苍耳子7.5g，白芷30g，薄荷1.5g。

【功效】散风邪，通鼻窍。

59. 过敏煎思路（祝谌予经验方）

【组成】防风，银柴胡，乌梅，五味子。

【功效主治】和表解里，用于过敏性鼻炎、慢性荨麻疹。

60. 九味羌活汤（《此事难知》引张元素方）

【组成】羌活5g，防风5g，苍术5g，细辛1.5g，川芎3g，白芷3g，生地黄3g，黄芩3g，甘草3g。

【功效】温散风湿，兼清里热。

61. 玄麦甘桔茶（《疡医大全》）

【组成】玄参4.5g，麦冬4.5g，桔梗3g，生甘草1.5g。

【功效】润肺化痰止咳，生津止渴。

62. 截敏汤（干祖望方）

【组成】茜草，紫草，旱莲草，豨莶草，防风，蝉蜕，徐长卿，地龙，乌梅。

【功效主治】祛风脱敏，主治鼻衄。

63. 半夏厚朴汤（《金匮要略》）

【组成】半夏一升，厚朴三两，茯苓四两，生姜五两，苏叶二两。

【功效】行气开郁，降逆化痰。

64. 旋覆花汤（《圣济总录》）

【组成】旋覆花7.5g，炙甘草7.5g，生牡蛎7.5g，玉竹15g，紫菀15g，桔梗15g，生地黄汁60mL，生姜汁60mL。

【功效】养阴润燥散结，降气化痰止咳。

65. 藿胆丸（《中国药典》2005年版一部）

【组成】广藿香叶，猪胆粉，辅料为滑石粉和黑氧化铁。

【功效】芳香化浊，清热通窍。

66. 四逆散（《伤寒论》）

【组成】炙甘草、枳实、柴胡、芍药各等份。

【功效】疏肝理气，和解除郁。

67. 左金丸（《丹溪心法》）

【组成】黄连6g，吴茱萸1g或0.5g。

【功效】清肝泻火，降逆止呕。

68. 降胃镇冲汤（《医学衷中参西录》）

【组成】生龙骨，生牡蛎，代赭石，怀山药，法半夏，白芍，芒硝，苏子，厚朴，甘草。

【功效】降冲逆，止呕咳。

69. 五味消毒饮（《医宗金鉴》）

【组成】金银花18g，野菊花3.6g，蒲公英3.6g，紫花地丁3.6g，紫背天葵3.6g。

【功效】清热解毒，散结消肿。

70. 瓜蒌牛蒡汤（《医宗金鉴》）

【组成】瓜蒌仁3g，牛蒡子3g，花粉3g，黄芩3g，生栀子3g，连翘3g，皂刺3g，金银花3g，生甘草3g，陈皮3g，青皮

1.5g，柴胡1.5g。

【功效】理气疏肝，清热解毒，消肿排脓。

附二：咳嗽状态调治角药配伍

1. **祛风解表，宣肺止咳**

荆芥6～10g，白芷5～10g，金沸草10～15g。

2. **辛温解表，宣肺止咳**

炙麻黄5～10g，生艾叶6～10g，炒杏仁6～9g。

3. **宣肺散寒，收剑肺气**

炙麻黄5～10g，生艾叶6～10g，五味子6～10g。

4. **宣肺散寒，除湿止咳**

炙麻黄3～10g，生艾叶6～10g，川椒3～6g。

5. **疏表宣肺，化痰止咳**

金沸草10～20g，荆芥6～10g，紫菀10～30g。

6. **疏散风热，宣肺止咳**

桑叶10～15g，菊花6～10g，炒杏仁6～10g。

7. **清热化痰，润燥止咳**

桑叶10～15g，知母6～10g，浙贝母9～12g。

8. **散风热，利咽喉，透热毒**

牛蒡子10～15g，射干5～10g，蝉蜕3～6g。

9. **散风寒，宣肺热，止咳喘**

麻黄6～10g，炒杏仁5～10g，生石膏15～30g。

10. **益气解表，降气化痰**

党参6～10g，紫苏叶10～15g，前胡10～15g。

11. 润燥，化痰，止咳

桑叶10~15g，炒杏仁6~10g，贝母6~10g。

12. 清燥，润肺，止咳

桑叶10~15g，枇杷叶6~10g，北沙参10~15g。

13. 清热，泻肺，平喘

生石膏15~30g，知母10~15g，桑白皮15~30g。

14. 清热降火，止咳平喘

桑白皮10~15g，地骨皮10~15g，黄芩10~15g。

15. 平肝肃肺，清热化痰

生石决明30g，瓜蒌15~30g，黛蛤散（包）20g。

16. 清肃肺气，降逆化痰

桑白皮10~30g，地骨皮10~15g，瓜蒌皮10~15g。

17. 疏散风热，降气化痰，止咳定喘

桑白皮10~20g，桔梗5~15g，前胡6~15g。

18. 清热解毒，宣肺降气，止咳平喘

炙麻黄3~10g，炒杏仁12g，鱼腥草15~30g。

19. 解毒利咽，宣肺祛痰

桔梗6~10g，甘草6~10g，玄参10~15g。

20. 燥湿化痰，健脾和胃

陈皮5~15g，半夏5~15g，茯苓10~20g。

21. 清热化痰，开痞散结，降逆止呕

瓜蒌15~30g，姜半夏6~9g，黄芩10~15g。

22. 清热化痰，润燥止咳

瓜蒌15~30g，牛蒡子10~15g，象贝母10~15g。

23. 清热化痰，润燥止咳

瓜蒌6~15g，知母6~15g，贝母6~12g。

24. 清热化痰，散结利咽

瓜蒌10～30g，牛蒡子10～15g，黄芩10～15g。

25. 活血化瘀，清热化痰

丹参10～30g，郁金10～15g，瓜蒌15～30g。

26. 降气祛痰，润肺止咳

紫菀6～15g，百部10～15g，款冬花6～12g。

27. 润肺下气，化痰止咳

紫菀10～15g，百部10～15g，炒杏仁6～10g。

28. 下气消痰止咳，行气活血止痛

旋覆花10～15g，广郁金6～10g，紫菀10～15g。

29. 泻热通腑，化痰止咳

虎杖15g，瓜蒌15～30g，大黄3～10g。

30. 降气化痰，活血祛瘀，理气宽胸

旋覆花6～12g，广郁金6～15g，代赭石15～30g。

31. 理气化痰，消积平喘

苏子10～15g，苏梗10～15g，枳壳10～15g。

32. 清热解表，降气化痰

瓜蒌10～30g，苏子10～15g，前胡6～15g。

33. 清热润肺，活血止咳

黄芩6～15g，百部10～15g，丹参10～15g。

34. 化痰降气，利水消肿

冬瓜子15～30g，车前子10～15g，紫苏子10～15g。

35. 活血降气，止咳平喘

苦杏仁6～12g，桃仁6～15g，白果仁3～10g。

36. 散风肃肺，止咳平喘

广地龙10～15g，川芎6～10g，防风6～10g。

37．温肺散寒，止咳平喘

椒目6～9g，生艾叶5～10g，干姜6～9g。

第三章　咳嗽从状态辨治医案

第一节　急性上呼吸道感染

病案一

患者郑某，男，49岁，2013年7月5日初诊。

平素状态：因生意失败，家庭不幸而患抑郁症10年病史，经抗抑郁及心理治疗数年，症状已明显控制，近1年来中医门诊调理，症情基本稳定，已停用西药。间中睡眠不稳定，易腰酸腿软，精力不足，不耐疲劳，纳可，大便易不成形而不畅。状态辨识属肝郁脾虚湿阻状态。

病史：咽痒不适而咳嗽3~4天，夜间明显，咳少量白黏痰，无发热，稍有鼻塞，口偏干，纳不香，大便尚调。否认药物过敏史。

查体：舌淡稍红，苔薄黄白腻，脉细滑。

西医诊断：急性上呼吸道感染。

中医诊断：咳嗽（素体肝郁脾虚湿阻，因风热犯肺，致肺肝脾气机升降不畅）。

中医治法：内伤外感兼顾，主以宣肺健脾降气，兼舒肝祛湿除热。中成药予健脾渗湿颗粒剂和鸡布茵颗粒剂冲服（二药均为广东省中医院院内制剂，前药功效健脾渗湿，后药功效清热除湿、健胃消食）。

处方：炙麻黄6g，苦杏仁15g，甘草10g，前胡15g，白前10g，麦芽15g，茵陈15g，白术15g，荷叶15g，百部15g，紫菀15g，佛耳草15g，薏苡仁30g。5剂，水煎内服，日1剂，分服。

二诊（2013年8月23日）：病史同前，上次就诊服药3剂后症状基本缓解。近日吹空调受凉后鼻塞咽痒咳嗽，无发热，咳白黏痰，稍有鼻塞，大便稍不成形。舌质淡红，苔薄黄白腻，脉细滑。

西医诊断：急性上呼吸道感染。

中医诊断：咳嗽（素体肝郁脾虚湿阻，风寒袭肺，肺失宣降）。

中医治法：先治外感，主以宣降肺气散风，兼以化湿。

处方：炙麻黄6g，苦杏仁15g，生甘草10g，前胡15g，白前10g，百部15g，紫菀15g，佛耳草15g，薏苡仁30g，石韦15g，浙贝母15g，枇杷叶15g，芦根15g，白芷10g。5剂，水煎内服，日1剂，分服。

三诊（2013年12月24日）：病史同前，上次就诊后，外感愈而咳嗽缓解。近日再次外感后流清涕打喷嚏，无发热而时有咳嗽，自服感冒西药后，清涕及喷嚏明显缓解，间中咳嗽，伴有进餐后脘腹稍胀，口淡而干，大便调。舌质淡红，苔薄微腻而干，脉略滑。

西医诊断：急性上呼吸道感染。

中医诊断：咳嗽（素体肝郁脾虚湿阻，风邪袭肺，肺窍失宣，湿阻津伤）。

中医治法：内伤外感兼顾，主以芳香化浊理气，宣肺降胃，兼以养阴生津。

处方：藿香10g，紫苏叶10g，紫苏梗10g，葛根15g，生甘草10g，白芷10g，防风15g，玉竹10g，玄参10g，陈皮6g，金荞麦15g，苦杏仁15g。5剂，水煎内服，日1剂，分服。

病案二

患者潘某，男，57岁，2012年10月30日初诊。

平素状态：慢性鼻窦炎病史，易感冒，感冒后常用鼻咽炎加重，平时偏怕凉，活动易出汗，大便偏溏软，不成形。状态辨识属肺脾气虚湿郁状态。

病史：近日感冒发热，经治疗后发热退，仍有鼻塞，咽中有痰而咳嗽，口不干，大便不成形。否认药物过敏史。

查体：舌质稍淡暗，苔薄腻，脉偏细。

西医诊断：急性上呼吸道感染，慢性鼻窦炎。

中医诊断：咳嗽（素体肺脾气虚湿郁，外风与内湿相合为病，肺窍失宣，肺气不降，痰湿内阻）。

中医治法：内伤外感兼顾，主以补益肺脾，化痰除湿，散风降气止咳。

处方：党参10g，白术10g，紫苏子15g，金荞麦30g，藿香10g，紫菀15g，佛耳草15g，防风15g，仙鹤草30g，五指毛桃30g，浙贝母15g，苦杏仁15g，生甘草10g。4剂，水煎内服，日1剂，分服。

二诊（2012年11月6日）：病史同前，咳嗽已除，仍有鼻塞嗽痰，疲乏，口不干，大便不成形。舌质稍淡暗，苔薄腻，脉细。

分析与处理：中成药用鼻康片及黄连滴鼻液（广东省中医

院院内制剂）宣通鼻窍，中药在前方基础上加强活血利湿通窍功效。

处方：党参10g，白术10g，金荞麦30g，紫菀15g，佛耳草15g，防风15g，五指毛桃30g，生甘草10g，马齿苋30g，牡蛎30g，丹参15g，白芷10g，石菖蒲10g，炒薏苡仁30g。7剂，水煎内服，日1剂，分服。

病案三

患者刘某，男，49岁，2012年9月18日初诊。

平素状态：支气管哮喘及慢性阻塞性肺病史5年，经糖皮质激素吸入治疗1年，改用口服孟鲁司特3年，哮喘无发作，平时无咳嗽症状。长期工作偏紧张，易口干口苦，口中黏腻，间断门诊中药调理，状态辨识属肝旺湿热状态。

病史：近期工作劳累，疲劳后头痛不适，易疲乏，眠差。3天前受凉后鼻塞，咳嗽，伴头痛怕风，无喘息发作，口干而淡，大便调。仍维持口服孟鲁司特。否认药物过敏史。

查体：舌质偏暗红，苔薄黄白腻，脉弦细滑。

西医诊断：急性上呼吸道感染，支气管哮喘缓解期。

中医诊断：咳嗽（素体肝旺湿热，风寒与湿热相合为病，表寒里热，肝肺升降失衡）。

中医治法：散风寒，清湿热，平调肝肺。

处方：炙麻黄6g，苦杏仁15g，生甘草10g，羌活5g，贯众30g，防风15g，川芎10g，石决明30g，决明子15g，白蒺藜15g，马齿苋15g，浙贝母15g，广地龙10g，前胡15g，紫菀15g。3剂，水煎内服，日1剂，分服。

病案四

患者程某，女，42岁，2012年8月31日初诊。

平素状态：慢性胃炎、反流性食管炎病史。状态辨识属胃失和降。

病史：2周前感冒后咽痒咳嗽，干咳为主，夜间无咳嗽，鼻塞已缓解，间中胃有反酸不适，口不干，大便不成形。否认药物过敏史。

查体：舌质稍暗，苔薄，脉略滑。

西医诊断：急性上呼吸道感染，慢性胃炎，反流性食管炎。

中医诊断：咳嗽（肺胃不降）。

中医治法：宣肺降胃，兼以制酸和胃。

处方：炙麻黄6g，苦杏仁15g，生甘草10g，前胡15g，防风15g，白前10g，百部15g，煅瓦楞子30g，海螵蛸15g，紫菀15g，炙枇杷叶15g，浙贝母15g，法半夏10g。4剂，水煎内服，日1剂，分服。

二诊（2012年9月4日）：病史同前，药后咳嗽明显减轻，咽中有痰感，不易咳出，反酸减轻，间中嗳气，口偏干，大便黏滞不畅感。舌淡红稍暗，苔薄腻，脉略滑。

分析与处理：治法同前，前方基础上，稍加强清热利湿之功。

处方：炙麻黄6g，苦杏仁15g，生甘草10g，前胡15g，防风15g，百部15g，煅瓦楞子30g，海螵蛸15g，紫菀15g，炙枇杷叶15g，浙贝母15g，法半夏10g，金荞麦30g，马齿苋15g。5剂，水煎内服，日1剂，分服。

病案五

患者唐某，女，33岁，2015年6月23日初诊。

平素状态：慢性咽炎病史多年。反复咽喉不适，常因饮食不节或外感后诱发，平时不耐疲劳，不耐寒热，不耐补益。近半年来常在经前咽喉不适加重，伴腰酸不适，间断门诊中药调理，状态辨识属肝肾不足，脾虚湿郁状态。

病史：近10天来外感后咽痛不适，间中咳嗽，疲乏，伴有腰酸不适，口稍干，易汗出，大便不畅偏干。正值经期第2天。有头孢类抗生素过敏史。

查体：咽充血，扁桃体不大，咽后壁淋巴滤泡增生。舌质偏淡嫩，有红点，苔薄黄白腻，脉细滑。

西医诊断：急性上呼吸道感染，慢性咽炎。

中医诊断：咳嗽（气虚湿郁化热，咽喉不利）。

中医治法：宣畅气机，祛湿利咽，兼以益气固本。

处方：金荞麦30g，白芷10g，薏苡仁30g，苦杏仁15g，生甘草10g，炙麻黄5g，麻黄根10g，太子参10g，柏子仁15g，扁豆花15g，胖大海10g，葛花15g，茵陈15g。5剂，水煎内服，日1剂，分服。

二诊（2015年6月30日）：病史同前，咳嗽除，咽干痛不适，咽中异物感，口干，大便较前通畅。咽部充血，扁桃体无肿大，咽后壁淋巴滤泡增生。舌质稍暗，有红点，苔薄腻，脉细滑。

处理：前方基础上，加强清热利咽、活血散结功效。

处方：金荞麦30g，白芷5g，薏苡仁30g，苦杏仁15g，生甘草10g，玄参10g，法半夏10g，石韦15g，胖大海10g，柏子仁10g，丹参15g，浙贝母15g，牡蛎30g。5剂，水煎内服，日1

剂，分服。

三诊（2015年7月7日）：病史同前，咽干痛不适基本缓解。易疲劳，腰酸痛，不耐寒热，动则汗出，大便调。舌质稍淡暗，舌苔薄腻，脉细滑。

分析与处理：调补肝肾，清热除湿。

处方：菟丝子15g，怀牛膝15g，三七片5g，狗脊10g，续断15g，杜仲15g，生甘草5g，薏苡仁30g，黄连3g，石韦15g，苦杏仁15g，佩兰10g，金荞麦15g。7剂，水煎内服，日1剂，分服。

四诊（2015年7月21日）：病史同前，经期刚过。昨日受凉后发热，寒热往来感。今日热已退，少许咳嗽，怕风，咽干，口干，大便偏干不畅。否认禽类等动物接触史，否认发热病人接触史，否认蚊虫等叮咬史。咽部充血明显，扁桃体无肿大，咽后壁淋巴滤泡增生。舌质稍暗，边尖有红点，苔薄黄白腻，脉细滑。

分析与处理：和解表里，清热祛湿，宣肺止咳。

处方：炙麻黄6g，苦杏仁15g，生甘草10g，紫苏叶10g，贯众30g，柴胡10g，清半夏10g，黄芩5g，白芷5g，芦根30g，前胡15g，茵陈15g，荷叶10g，太子参15g，白前15g。3剂，水煎内服，日1剂，分服。

病案六

患者钟某，男，58岁，2012年11月16日初诊。

平素状态：过敏性鼻炎病史多年。近年来往返国内外工作生活，鼻炎常在国内发作，在国外缓解。

病史：近日刚从南美返回，饮食不节，复遇广州出现相对少见的雾霾天（轻、中度污染），鼻塞明显加重，影响呼吸致不畅，伴头胀不适，胃脘烧心不适，口咽干，大便调。

查体：舌质偏红，苔薄黄偏腻，脉略滑。

西医诊断：变应性鼻炎，急性胃炎。

中医诊断：鼻鼽（环境毒邪犯肺，时差转换伤神，饮食不节伤胃，而致肺窍失宣、肝气不降及胃气失和状态）。

中医治法：宣肺降肝和胃。

处方：炙麻黄6g，苦杏仁15g，生甘草10g，煅瓦楞子30g，海螵蛸15g，浙贝母15g，紫菀15g，石决明30g，天麻10g，决明子15g，防风15g，荷叶15g，郁金10g，桑叶10g。5剂，水煎内服，日1剂，分服。

二诊（2012年11月23日）：病史同前，因近日受凉，鼻塞症状又反复，并出现咳嗽，痰少，伴有颈痛，后背痛不适，胃脘烧心已缓解，咽干不适，大便稍不畅。舌质淡红，苔薄黄偏腻，脉略滑。

分析与处理：散寒清里，宣肺和解。

处方：羌活10g，贯众30g，侧柏叶10g，炙麻黄6g，苦杏仁15g，生甘草10g，桂枝5g，白芍15g，柴胡10g，黄芩10g，法半夏10g，防风15g，白芷10g，紫苏梗10g，忍冬藤30g。3剂，水煎内服，日1剂，分服。

三诊（2012年11月27日）：病史同前，鼻塞，咳嗽，咽痒减轻未除，仍有颈项不适感，气管痒而阵咳，咳白黏痰，量不多，无发热，晨起口干苦，大便调。舌质不红，苔薄腻，脉略滑。

分析与处理：治法同前，加强降肺止咳功效。

处方：羌活10g，炙麻黄6g，苦杏仁15g，生甘草10g，桂枝10g，白芍15g，柴胡10g，黄芩10g，法半夏10g，防风15g，白芷10g，前胡15g，葛根30g，海螵蛸15g，石决明30g，紫菀15g。3剂，水煎内服，日1剂，分服。

病案七

患者陆某，女，65岁，2012年11月23日初诊。

平素状态：冠状动脉粥样硬化性心脏病及糖尿病史，维持降糖及抗血小板聚积治疗。平素身体偏怕凉。

病史：2天前受凉后喷嚏、咽痒而咳嗽，干咳无痰，无发热，后背怕凉，口干不明显，大便调。

查体：咽部充血，扁桃体稍大。舌质偏暗，苔薄腻，脉细滑。

西医诊断：急性上呼吸道感染，冠状动脉粥样硬化性心脏病，糖尿病。

中医诊断：咳嗽（素体湿瘀内阻，阳气不足，风寒袭肺，肺气不宣）。

中医治法：重外感，兼内伤而内外兼顾；外感治风寒，内伤化湿浊，合以宣降肺气为法。

处方：羌活10g，防风15g，桂枝10g，白芍15g，白芷10g，前胡15g，紫苏叶10g，艾叶10g，苦杏仁15g，生甘草10g，芦根15g，蝉蜕6g，忍冬藤15g。2剂，水煎内服，日1剂，分服。

病案八

患者莫某，男，77岁，2012年12月14日初诊。

平素状态：支气管哮喘病史多年，近年来无明显哮喘发作，也未服用相关药物。近2年来年发现高血压病史，维持苯磺酸氨氯地平片口服，血压控制稳定。曾做心脏彩超诊断为瓣膜退化性心脏病。平时一般活动无明显气短，相对常人感冒次数稍多，平时不怕冷。

病史：近期曾有发热，查胸片及胸部CT提示慢性炎症及少许纤维化改变，无明显咳嗽，偶咳少量白痰，晨起有头晕，自测血压较平时增高，口不干，大便调。否认其他病史及药物过敏史。

查体：舌质稍暗，苔薄，脉滑略弦。

西医诊断：高血压，支气管哮喘（稳定期）。

中医诊断：眩晕（肝阳偏亢）。

中医治法：平肝潜阳。

处方：天麻10g，珍珠母30g，石决明30g，菊花10g，钩藤（后下）15g，豨莶草15g，怀牛膝15g，代赭石30g，紫菀15g，浙贝母15g，苦杏仁15g，生甘草5g。7剂，水煎内服，日1剂，分服。

二诊（2012年12月25日）：病史同前，药后头晕改善，自测血压多次仍均偏高。3天前外感后头痛，咽干，少许鼻塞，咳嗽，痰少，大便调。舌质淡红稍胖，苔薄腻微黄白，脉略滑。

西医诊断：急性上呼吸道感染，高血压，支气管哮喘（稳定期）。

中医诊断：咳嗽（素体肝阳偏亢，风邪犯肺，肺失宣降）。

分析与处理：外感内伤兼顾，治以平肝降肺，散风止咳。

处方：天麻10g，珍珠母30g，石决明30g，钩藤（后下）15g，紫菀15g，浙贝母15g，苦杏仁15g，生甘草5g，白芷10g，贯众30g，桑叶15g，紫苏梗10g，芦根15g。4剂，水煎内服，日

1剂，分服。

病案九

患者廖某，女，63岁，2012年8月24日初诊。

平素状态：慢性鼻咽炎病史，怕风，怕吹空调。

病史：受凉后咽痒不适而咳嗽1周，无发热，晨起咳少量黄白黏痰，偶带血丝，怕风，怕吹空调，口干，大便调。否认药物过敏史。

查体：舌稍淡，苔薄黄白稍腻，脉细。咽部充血，双扁桃体不大，咽后壁淋巴滤泡增生。

西医诊断：急性上呼吸道感染，慢性鼻咽炎。

中医诊断：咳嗽（素体肺卫不固，风邪犯肺，少阳枢机不利，咽喉不利，肺失宣降）。

中医治法：宣降肺气，和解太少，散风疏解。

处方：炙麻黄6g，苦杏仁15g，生甘草10g，柴胡10g，黄芩10g，法半夏10g，桂枝10g，白芍15g，防风15g，前胡15g，扁豆花10g，百部15g，紫菀15g，金荞麦30g，桑叶15g。3剂，水煎内服，日1剂，分服。

二诊（2012年8月28日）：病史同前，药后咳嗽有减轻，痰转白，汗偏多，饮中药后排水样便。晨起口稍干。否认药物过敏史。舌淡红，薄白苔，脉细。咽部稍充血，咽后壁淋巴滤泡增生。

分析与处理：风邪得散，太少得和，继续宣降肺气，化痰止咳利咽。

处方：麻黄根10g，苦杏仁15g，生甘草10g，防风15g，前胡15g，百部15g，紫菀15g，胖大海10g，艾叶10g，浙贝母

15g，茜草10g，款冬花10g，白前10g，蜜炙枇杷叶15g，木蝴蝶10g。4剂，水煎内服，日1剂，分服。

病案十

患者廖某，女，63岁，2015年1月6日初诊。

平素状态：咳嗽变异性哮喘、变应性鼻炎病史多年。平素怕风，怕吹空调。

病史：近1周来外感后鼻塞流涕，咽痒作咳，痰少不易咳出，仍怕风寒，出汗少，口不干，大便不成形，稍有腹痛。

查体：舌质稍暗淡偏嫩，苔薄微腻，脉略细。

西医诊断：急性上呼吸道感染，咳嗽变异性哮喘。

中医诊断：咳嗽（素体肺脾不足，风痰伏肺，遇风寒而发）。

中医治法：内伤与外感兼顾，益气通阳固表，宣肺散风通窍。

处方：炙麻黄6g，苦杏仁15g，生甘草10g，桂枝10g，白芍15g，党参10g，紫苏子15g，石菖蒲10g，艾叶5g，前胡15g，白前10g，紫菀15g，佛耳草15g，法半夏10g，百部15g。3剂，水煎内服，日1剂，分服。

二诊（2015年1月9日）：药后咳嗽减轻，痰减少，晨起有清涕，口偏干，大便间中不成形。舌质稍暗淡偏嫩，苔薄微腻，脉略细。

分析与处理：效不更法，前方微调。

处方：百部15g，苦杏仁15g，生甘草10g，前胡15g，白前10g，紫菀15g，佛耳草15g，法半夏10g，石菖蒲10g，炙麻黄6g，紫苏子15g，艾叶5g，太子参10g，川芎5g，金荞麦15g。5

剂，水煎内服，日1剂，分服。

第二节　急性气管–支气管炎

病案一

患者黎某，男，13岁，2013年8月16日初诊。

病史：咳嗽咳痰近3周，无发热，咳黄脓痰，伴有流黄涕，有痰作咳，未经抗感染治疗，无发热，口不干，大便调。否认药物过敏史。

查体：双肺未及干、湿啰音，舌质稍暗，苔黄白薄腻，脉略滑。

西医诊断：急性气管–支气管炎。

西医治疗：抗感染治疗，予头孢丙烯片0.5克/次，口服，每日2次，连服5天。

中医诊断：咳嗽（痰热阻肺，肺失宣降，肺络失和）。

中医治法：清热化痰止咳，兼以活血通络。

处方：金荞麦30g，白芷10g，前胡15g，紫菀15g，白前10g，苦杏仁15g，生甘草10g，浙贝母15g，石韦15g，桑白皮15g，佛耳草15g，橘核10g，红花10g。5剂，水煎内服，日1剂，分服。

二诊（2013年8月23日）：病史同前，药后咳嗽减少，痰转白，量转少，口不干，大便调。舌质淡红，苔薄腻，脉略滑。

分析与处理：痰热得清，继续宣降肺气、化痰止咳。

处方：金荞麦30g，白芷10g，前胡15g，紫菀15g，白前

10g，苦杏仁15g，生甘草10g，桑白皮15g，佛耳草15g，炙麻黄6g，生艾叶5g，石菖蒲10g，海蛤壳30g。5剂，水煎内服，日1剂，分服。

病案二

患者刘某，女，75岁，2012年5月25日初诊。

病史：受凉后咳嗽咳痰1周，初时曾有发热，现暂无发热，咳白痰，口偏干，大便调。既往糖尿病史，血糖控制可。否认药物过敏史。

查体：舌淡红，薄黄白腻苔，脉略滑。咽部充血，双扁桃体不大，咽后壁淋巴滤泡增生，双肺未及干、湿啰音。

西医诊断：急性气管炎，2型糖尿病。

中医诊断：咳嗽（外邪袭肺，肺失宣降，痰浊化热，津伤湿阻）。

中医治法：宣降肺气，清痰化浊，兼以养阴化湿。

处方：炙麻黄6g，苦杏仁15g，生甘草10g，前胡15g，紫菀15g，金荞麦30g，桑叶10g，浙贝母15g，生艾叶10g，炙枇杷叶15g，白芷10g，佛耳草15g，玉竹10g，薏苡仁30g。5剂，水煎内服，日1剂，分服。

二诊（2012年5月29日）：病史同前，药后咳嗽减轻，气较前顺，口仍干，痰白，可咳出，大便调。舌稍淡，薄微黄略腻苔，脉略滑。

分析与处理：前方取效，治法策略不变，去金荞麦、薏苡仁、桑叶、白芷，加款冬花。

处方：炙麻黄6g，苦杏仁15g，生甘草10g，前胡15g，紫菀15g，浙贝母15g，生艾叶10g，炙枇杷叶15g，佛耳草15g，玉竹

10g，白前10g，款冬花10g。5剂，水煎内服，日1剂，分服。

病案三

患者刘某，女，56岁，2011年4月29日初诊。

病史：受凉后咽喉不适而咳嗽半个月，外院查胸片提示支气管炎，支气管激发试验阴性。怕凉，痰白带泡，口干不欲饮，胃胀嗳气，大便偏干。平素易感冒，感冒后咳嗽迁延，无喘息发作。慢性胃炎病史，易脘痞嗳气，怕寒凉食物。否认药食物过敏史。

查体：咽部充血，扁桃体无肿大，淋后壁滤泡稍增生。双肺未及干、湿啰音。舌偏淡胖，苔薄白润，脉略细滑。

西医诊断：急性气管–支气管炎。

中医诊断：咳嗽（肺脾气虚内伤，外因风寒犯肺，痰浊内阻，肺胃不降）。

中医治法：宣肺降胃，益气温中，化痰止咳。

处方：炙麻黄6g，苦杏仁15g，生甘草10g，桂枝10g，白芍15g，艾叶10g，高良姜10g，紫菀15g，紫苏梗15g，佛手10g，白芷10g，党参15g，紫苏子15g，防风15g，橘红10g，贯众30g。7剂，水煎内服，日1剂，分服。

二诊（2012年5月6日）：病史同前，药后咳嗽减轻，仍痰多，有痰作咳，色白，咽稍痒，口干减轻，大便偏干。咽稍充血，扁桃体无肿大，双肺未及干、湿啰音。舌偏嫩，苔薄白润偏腻，脉略细滑。

分析与处理：诊断同前，治疗策略不变，在前方基础微调。

处方：炙麻黄6g，苦杏仁15g，生甘草10g，桂枝10g，艾叶10g，紫菀15g，金荞麦30g，紫苏梗15g，党参15g，紫苏子15g，橘红10g，薏苡仁30g，浙贝母15g，法半夏10g，佛耳草15g。7剂，水煎内服，日1剂，分服。

三诊（2011年5月13日）：病史同前，药后咳嗽明显缓解，晨起有少许黄痰，间中咽痒，受风有鼻塞、清涕为主，口稍干，大便较前通畅。舌偏嫩，苔薄白润偏腻，脉略细滑。

分析与处理：原症状改善大半，痰有化热之象，复因受风而肺窍不宣，在前方基础上，去桂枝，加用菖蒲、白芷以助宣通肺窍，加用玉竹、芦根适当养阴生津，以防温燥太过。

处方：炙麻黄6g，苦杏仁15g，生甘草10g，艾叶10g，紫菀15g，党参10g，紫苏子15g，橘红10g，薏苡仁30g，浙贝母15g，法半夏10g，石菖蒲10g，白芷10g，玉竹15g，芦根15g。5剂，水煎内服，日1剂，分服。

病案四

患者李某，男，42岁，2011年7月8日初诊。

病史：咳嗽咳痰2个月，曾经抗感染治疗，具体用药不详，现仍咳嗽，咳白痰，量稍多，今日查胸片示在左下肺纹理增多。既往无慢性咳嗽咳痰病史。大便调。有清开灵注射液、头孢克肟过敏史。

查体：咽部充血，扁桃体无肿大，双肺呼吸音清，未闻及干、湿啰音。舌偏暗尖稍红，苔薄白微腻，脉略滑。

西医诊断：急性气管-支气管炎。

中医诊断：咳嗽（外邪犯肺，痰浊内阻，肺失宣降）。

中医治法：宣降肺气，化痰止咳。

处方：炙麻黄6g，苦杏仁15g，生甘草10g，前胡15g，白前10g，浙贝母15g，白芷10g，艾叶10g，防风15g，紫菀15g，金荞麦30g，田七片5g，法半夏10g，薏苡仁30g，石决明30g。5剂，水煎内服，日1剂，分服。

二诊（2011年7月12日）：病史同前，药后咳嗽及咳痰改善，大便不成形，咽不痒，口偏干。胸片支气管炎改变，未除外支扩。舌质稍红，苔薄白偏腻，脉略滑。

分析与处理：西医用乳酸左氧氟沙星口服抗感染5天，按期复查胸片；中医在前方基础上，去防风，加用马齿苋、石韦以清化利湿。

处方：炙麻黄6g，苦杏仁15g，生甘草10g，前胡15g，白前10g，浙贝母15g，白芷10g，艾叶10g，紫菀15g，金荞麦30g，田七片5g，法半夏10g，薏苡仁30g，马齿苋20g，石韦10g。7剂，水煎内服，日1剂，分服。

病案五

患者李某，女，37岁，2014年4月25日初诊。

病史：近2~3个月来外感后咳嗽，受凉后加重，现咳嗽，干咳为主，夜间亦有咳嗽，影响睡眠。偶有反酸不适。半个月前外院查肺炎支原体抗体（1∶640），胸片示支气管炎改变。既往慢性咽炎病史。否认药物过敏史。

查体：咽部充血，扁桃体Ⅰ°肿大，咽后壁淋巴滤泡增生。舌质淡红稍嫩，苔薄微腻，脉略细滑。

西医诊断：急性气管-支气管炎，慢性咽炎。

西医治疗：抗感染，予阿奇霉素片500mg，每日1次，每连服3天，停4天。连用4周。

中医诊断：咳嗽（风邪袭肺，肺胃失降，咽喉不利）。

中医治法：外散风邪，内降肺胃，兼以养阴护胃。

处方：炙麻黄6g，苦杏仁15g，生甘草10g，浙贝母15g，金荞麦15g，法半夏10g，麦冬10g，紫菀15g，百部15g，前胡15g，白前15g，枇杷叶15g，扁豆花10g，海螵蛸15g，煅瓦楞子30g。7剂，水煎内服，日1剂，分服。

二诊（2014年5月4日）：病史同前，药后咳嗽明显减轻，干咳无痰，间中受刺激，咽部不适，自觉气管中气上冲而咳嗽，伴有嗳气，偶有反酸。近日在外院查胸部CT平扫未见明显异常。

查体：咽部稍充血，扁桃体无肿大，咽后壁淋巴滤泡增生。舌质淡红稍嫩，苔薄微腻，脉略细滑。

分析与处理：抗支原体治疗，按原方案进行。中药加强理气和胃之功。

处方：苦杏仁15g，生甘草10g，浙贝母15g，法半夏10g，紫菀15g，百部15g，前胡15g，白前15g，海螵蛸15g，煅瓦楞子30g，紫苏梗10g，黄连3g，八月札10g。6剂，水煎内服，日1剂，分服。

病案六

患者张某，女，38岁，2014年11月28日初诊。

病史：1周前外感后咽痛，发热，伴咳嗽，咳黄痰，经西医抗感染及退热止咳治疗后，发热已退，仍有咳黄痰，自觉从深部咳出。纳有改善，疲乏明显，大便调。有慢性鼻咽炎病史，平时易感冒，外感后鼻咽炎反复。否认药物及食物过敏史。

查体：双肺未及干、湿啰音，咽部充血，扁桃体不大，咽后壁淋巴滤泡增生。舌质淡红嫩，苔薄微腻，脉细略滑。

西医诊断：急性气管-支气管炎，慢性鼻咽炎。

西医治疗：抗细菌感染。莫西沙星片0.4g，每日1次，连服3天。

中医诊断：咳嗽（素体气阴不足，风热外邪犯肺，痰热内蕴，肺失宣降）。

中医治法：清化痰热，宣降肺气，兼以养阴益气。

处方：炙麻黄6g，苦杏仁15g，生甘草10g，前胡15g，金荞麦30g，薏苡仁30g，紫菀15g，佛耳草15g，浙贝母15g，桑白皮15g，五指毛桃30g，玉竹15g，法半夏10g。5剂，水煎内服，日1剂，分服。

二诊（2014年12月2日）：病史同前，咳嗽咳痰明显减轻，仍有黄白痰，口不干，大便调。舌质淡红，苔薄微腻，脉略滑。

分析与处理：前方取效故治法不变，微调。

处方：炙麻黄6g，苦杏仁15g，生甘草10g，前胡15g，金荞麦30g，薏苡仁30g，紫菀15g，佛耳草15g，浙贝母15g，玉竹15g，法半夏10g，芦根15g，白前15g。6剂，水煎内服，日1剂，分服。

三诊（2014年12月9日）：病史同前，咳嗽、咳痰减少而未完全消失，纳偏差，疲乏，口不干，大便调。舌质淡红，苔薄微腻，脉略滑。

分析与处理：前方基础上微调。

处方：炙麻黄6g，苦杏仁15g，生甘草10g，前胡15g，金荞麦30g，紫菀15g，佛耳草15g，浙贝母15g，玉竹15g，清半夏10g，白前15g，鸡内金10g，款冬花10g。4剂，水煎内服，日1

剂，分服。

四诊（2014年12月16日）：病史同前，咳嗽基本缓解，近日天气转凉，晨起喷嚏，少许黏涕及清涕交替，偏怕冷，大便稍干。舌淡红质嫩，苔薄白，脉细滑。

分析与处理：咳嗽已愈，因天气转凉，内伤鼻衄又犯，治疗宜宣肺通窍止涕、益气养阴固表。

处方：炙麻黄5g，苦杏仁10g，生甘草10g，白芷10g，紫菀15g，五指毛桃30g，百部10g，金荞麦30g，柏子仁15g，浙贝母15g，桑葚30g，川芎10g，仙鹤草30g。6剂，水煎内服，日1剂，分服。

病案七

患者曾某，女，33岁，2007年11月23日初诊。

病史：咳嗽，咳黄痰反复3年，咳嗽明显时伴有喘息，间断有小量咯血。近日外感后曾有发热，伴咳嗽咳痰反复并加重，严重时有活动后喘息。2007年月10月24日外院查胸片示右中肺支气管肺炎，未除外右下肺支气管扩张。经抗感染及化痰止咳对症西药治疗后，发热已退，仍有咽痛，咳嗽明显，咳黄黏痰，伴有活动后气短，口干，大便偏不成形。有磺胺过敏史。3年前因急性白血病，在外院成功行异基因干细胞移植，现维持免疫抑制治疗。

查体：双肺可闻及散在哮鸣音，未及明显湿啰音。舌质稍红而嫩，苔薄腻微黄，脉细滑略数。

西医诊断：急性气管-支气管炎，支气管哮喘可能，支气管扩张未排除。

西医治疗：予左氧氟沙星口服抗细菌感染及茶碱缓释片口

服解痉平喘。

中医诊断：咳嗽（痰热阻肺，肺失宣降，兼有气阴不足）。

中医治法：清热化痰，宣降肺气，兼以养阴健胃。

处方：炙麻黄6g，苦杏仁10g，生甘草10g，忍冬藤30g，竹茹15g，法半夏15g，紫苏子15g，金荞麦30g，沙参15g，艾叶10g，地龙干10g，黄芩15g，石韦15g，炒麦芽15g。5剂，水煎内服，日1剂，分服。

二诊（2007年11月28日）：病史同前，经治疗后发热未作，咳嗽、咳痰及活动后喘息均有减轻，痰黄质黏带泡沫，量不多，不易咳出，偶有血丝痰，吹风有头痛，口稍干，大便不成形，4~5次/日。右肺底可闻及少许细湿啰音、散在哮鸣音，较前明显减少。舌质稍红而嫩，苔薄腻微黄，脉略滑。

分析与处理：建议查胸部螺旋CT进一步明确诊断。用左氧氟沙星口抗感染，孟鲁司特钠片口服抗炎平喘；在前方基础上，去黄芩，改天竺黄，加炒麦芽、马齿苋，加强调理胃肠功能。

处方：炙麻黄6g，苦杏仁10g，生甘草10g，法半夏15g，紫苏子15g，金荞麦30g，沙参15g，艾叶10g，浙贝母15g，炒麦芽15g，炒谷芽15g，马齿苋20g，天竺黄10g，地龙干10g。7剂，水煎内服，日1剂，分服。

三诊（2007年12月12日）：病史同前，咳喘症状明显改善，痰淡绿质稠，无血痰，量少，间中不易咳出。近日有流清涕，咽稍痛，口不干，大便调。右肺底可闻及少许细湿啰音，散在哮鸣音。舌质稍红而嫩，苔薄腻微黄，脉略滑。

分析与处理：孟鲁司特钠片口服抗炎平喘7天。效不更方，继服6剂。

四诊（2007年12月26日）：病史同前，咳喘基本缓解，间中有痰作嗽，晨起一两口黄痰，后为白痰，易汗出，晨起有喷嚏，间中因痰而诱发呕吐，大便调。舌质淡红而嫩，苔薄，脉细略滑。

分析与处理：已停用西药。中药在继续清化痰浊的基础上，加强益气养阴、扶正固本之功。

处方：防风15g，麻黄根10g，苦杏仁10g，甘草10g，法半夏10g，紫苏梗15g，沙参15g，艾叶10g，浙贝母15g，黄芩10g，冬瓜仁20g，薏苡仁30g，玉竹10g，黄精15g，茯苓15g，辛夷花10g。7剂，水煎内服，日1剂，分服。

后随访患者，病情已稳定。胸部螺旋CT诊断右下肺支气管扩张。

病案八

患者黄某，男，58岁，2013年10月11日初诊。

病史：近1周来咳嗽痰多，痰黄白，可咳出，无发热，伴流黏涕，口不干，血糖控制可，纳一般，体重有下降，近日大便次数多，无腹痛。否认药物过敏史。糖尿病史10余年，口服降糖药治疗，血糖总体控制可。半年前因肺脓肿在呼吸科住院治疗1个月，后门诊抗感染及中药辨治3个月，后遗右下肺空洞，平时间中有少量白痰。

查体：双肺未闻及干、湿啰音。舌质暗红稍胖，苔薄黄白腻，脉细滑偏数。

西医诊断：急性气管–支气管炎，肺脓肿恢复期，2型糖尿病。

西医治疗：盐酸莫西沙星片抗细菌感染3天及消渴丸控制血糖（长期维持此方案，血糖控制可）。建议胸片检查，患者拒绝。

中医诊断：咳嗽（痰热湿瘀内阻，津气不足），消渴（证同前）。

中医治法：清热化痰祛湿，兼以扶正固本。

处方：金荞麦30g，芦根30g，薏苡仁30g，浙贝母15g，前胡15g，白前10g，马齿苋20g，生甘草10g，紫菀15g，法半夏10g，白芷10g。3剂，水煎内服，日1剂，分服。

二诊（2013年10月15日）：病史同前，药后痰转白，量减少，无发热，口不干，血糖控制可，纳一般，体重有下降，近期大便次数多，无腹痛。舌质暗红，苔薄黄白微腻，脉细滑偏数。

分析与处理：继用莫西沙星抗感染4天。中药在前方基础上去白芷，加佛耳草加强化痰之力，加用黄连以清热利湿止泻。

处方：金荞麦30g，芦根30g，薏苡仁30g，浙贝母15g，前胡15g，白前10g，马齿苋20g，生甘草10g，紫菀15g，法半夏10g，黄连6g，佛耳草15g。7剂，水煎内服，日1剂，分服。

三诊（2013年10月25日）：病史同前，药后咳嗽及咳痰明显减少，痰白可咳出，纳改善，大便次数仍多不成形，夜梦多。查甲状腺功能T_3、FT_3及TSH轻度增高。舌质暗红而嫩，苔薄黄白根腻，脉细滑偏数。

分析与处理：停用抗生素。中药加强养阴固本治疗。

处方：金荞麦30g，芦根30g，薏苡仁30g，浙贝母15g，白前10g，马齿苋30g，生甘草10g，紫菀15g，法半夏10g，黄连

6g，玉竹10g，玄参15g，竹茹15g。7剂，水煎内服，日1剂，分服。

四诊（2013年11月1日）：病史同前，晨起有咳嗽及咳白痰，量不多，纳可，多梦，消瘦，大便仍不成形。

分析与处理：内分泌科降糖方案改为阿卡波糖联合格列喹酮口服方案。中药在前方基础上加强健脾利湿之功。

处方：金荞麦30g，芦根15g，薏苡仁30g，浙贝母15g，白前10g，生甘草10g，紫菀15g，黄连6g，玉竹10g，玄参15g，炒白术10g，土茯苓30g。6剂，水煎内服，日1剂，分服。

五诊（2013年11月8日）：病史同前，痰不多，色白。晨起有流鼻涕，无头痛。纳可，大便较前减少。舌质暗红略嫩，苔薄白微腻，脉细滑偏数。

分析与处理：前方基础上，进一步加强益气养阴扶正固本治疗。

处方：金荞麦30g，芦根15g，薏苡仁30g，浙贝母15g，生甘草10g，紫菀15g，黄连6g，玉竹10g，玄参15g，炒白术10g，土茯苓30g，五指毛桃15g，桑葚15g，白芷10g。6剂，水煎内服，日1剂，分服。

后在前方基础上加减，加强活血通络、生肌复疡等治疗，调理2个月余，患者咳嗽咳痰消失，肺部空洞消除代之以纤维化而痊愈。

病案九

患者李某，男，12岁，2010年12月24日初诊。

病史：反复咳嗽1个月，近日受凉后有痰，曾有发热，现暂无发热，伴有鼻塞，咽痒作咳，痰少，很少咳出，口不干，大便调。否认药物过敏史。

查体：咽部充血，扁桃体无肿大，双肺呼吸音清，未闻及干湿性啰音。舌质稍红略嫩，苔薄黄腻满布，脉略滑。

西医诊断：急性气管炎。

处理：建议胸片检查。

中医诊断：咳嗽（外邪犯肺，邪郁少阳，湿阻中焦，肺失宣降）。

中医治法：宣降肺气，和解少阳，芳香化湿。

中成药予健儿清解液（广东省中医院院内制剂）联合藿香正气软胶囊口服以清解芳化。

处方：炙麻黄6g，苦杏仁15g，生甘草10g，柴胡15g，黄芩10g，法半夏10g，青蒿（后下）10g，布渣叶15g，麦芽15g，茵陈10g，芦根15g，马齿苋20g，浙贝母15g。3剂，水煎内服，日1剂，分服。

二诊（2010年12月28日）：病史同前，药后咳嗽减轻，无发热，有痰不会咳出，稍有鼻塞，咽干，大便调。咽部充血，扁桃体无肿大，双肺呼吸音清，未闻及干、湿啰音。舌质稍红，苔薄黄白，脉稍滑。

分析与处理：外邪得除，湿热减轻，前方基础上，继续宣降肺气，兼调脾胃以善后。

处方：炙麻黄6g，苦杏仁15g，生甘草10g，法半夏10g，布渣叶15g，麦芽15g，芦根15g，马齿苋20g，浙贝母15g，金荞麦30g，紫菀15g，石韦10g，白芷10g。5剂，水煎内服，日1剂，分服。

病案十

患者温某，男，62岁，2013年1月4日初诊。

病史：1个月前外感后咳嗽咳痰，外院诊断急性气管-支气管炎，经抗感染、止咳化痰治疗后，咳嗽、咳痰减轻，受风则咳，说话多或咽喉受刺激亦咳，痰少，现无鼻塞及喷嚏，口稍干，头部及后背怕风，稍头痛，大便调。既往2型糖尿病史、高血压病史，维持用药，血糖及血压控制可。否认药物过敏史。

查体：咽部充血，双扁桃体不大，咽后壁淋巴滤泡稍增生。舌质稍淡略嫩，苔薄微腻，脉略弦滑。

西医诊断：急性气管炎，2型糖尿病，高血压。

中医诊断：咳嗽（素体偏阳亢阴伤，风邪犯肺，余邪未尽，肺失宣降）。

中医治法：宣卫降肺，散风利咽，润燥止咳。

处方：炙麻黄6g，苦杏仁15g，生甘草10g，前胡15g，胖大海10g，白芍15g，石决明30g，防风15g，玉竹15g，艾叶5g，百部15g，白前10g，款冬花10g，羌活5g。5剂，水煎内服，日1剂，分服。

二诊（2013年1月11日）：病史同前，药后咳嗽减轻，受凉后症状又有反复，痰少，不易咳出，间中怕凉，又口干，大便调。咽部充血，双扁桃体不大，咽后壁淋巴滤泡稍增生。舌质稍暗，苔薄黄白微腻，脉略滑。

分析与处理：治法同前，去艾叶，改羌活为独活，加葛根、白芷、紫菀、红花等味，加强润燥及宣通之功。

处方：炙麻黄6g，苦杏仁15g，生甘草10g，前胡15g，胖大海10g，白芍15g，葛根15g，防风15g，玉竹10g，白芷10g，百部15g，白前10g，款冬花10g，独活10g，紫菀15g，红花10g。5

剂，水煎内服，日1剂，分服。

三诊（2013年1月18日）：病史同前，药后咳嗽明显改善，口稍干，大便调。舌质稍淡略暗，舌苔薄微腻，脉略滑。

分析与处理：外邪得去，风邪得平，继以宣降肝肺，润燥活血以善后。

处方：炙麻黄6g，苦杏仁15g，生甘草10g，前胡15g，胖大海10g，白芍15g，玉竹15g，百部15g，白前10g，款冬花10g，紫菀15g，丹参15g，天麻10g，生艾叶5g，路路通10g。5剂，水煎内服，日1剂，分服。

第三节　感染后咳嗽

病案一

患者黄某，女，58岁，2013年1月29日初诊。

平素状态：平时易咳嗽。

病史：近1个月来感冒后咳嗽加重，痰不多，咽干稍痒，口干，间中喷嚏，大便调。否认药物过敏史。

查体：咽部稍充血，扁桃体无肿大，咽后壁淋巴滤泡稍增生。舌质稍暗红，苔薄腻，脉略滑。

西医诊断：感染后咳嗽。

中医诊断：咳嗽（风热袭肺后，余邪未尽，肺失宣降）。

中医治法：疏散风热，宣降止咳。

处方：炙麻黄6g，苦杏仁15g，生甘草10g，前胡15g，紫菀15g，百部15g，防风15g，白前10g，款冬花10g，蜜炙枇杷叶

15g，佛耳草15g，桑叶10g，白芷10g，浙贝母15g。4剂，水煎内服，日1剂，分服。

二诊（2013年2月8日）：病史同前，药后咳嗽明显减少，仍气不畅感，咽中有痰感，近日胃脘有不适，口偏干，大便不成形。舌质稍暗红，苔薄黄白腻，脉略滑。

分析与处理：余邪得缓，肺复宣降，胃肠湿热阻滞，治疗兼调胃肠湿热。

处方：苦杏仁15g，生甘草10g，前胡15g，紫菀15g，百部15g，白前10g，蜜炙枇杷叶15g，桑叶10g，浙贝母15g，马齿苋30g，紫苏梗10g，煅瓦楞子30g，黄连6g，吴茱萸3g，薏苡仁15g。5剂，水煎内服，日1剂，分服。

三诊（2013年2月22日）：病史同前，咳嗽未完全缓解，间中夜咳影响睡眠，胃脘稍胀，症较前减轻，口偏干，大便不成形改善。舌质稍暗，苔薄腻，脉略滑。

分析与处理：湿热得减，继调肺胃。

处方：苦杏仁15g，生甘草10g，前胡15g，紫菀15g，百部15g，白前10g，蜜炙枇杷叶15g，浙贝母15g，紫苏梗10g，薏苡仁15g，炙麻黄6g，艾叶10g，胖大海10g，海蛤壳30g，海螵蛸15g。5剂，水煎内服，日1剂，分服。

四诊（2013年3月1日）：病史同前，间中少许咳嗽，恢复至平常水平。近2天来咽喉不适欲作感冒状，无发热，进食后胃脘稍胀同前，口干，大便不成形改善。舌质稍红，苔薄腻，脉略滑。

分析与处理：风热袭肺，胃气不降，治以疏风利咽、通降肺胃。

处方：苦杏仁15g，生甘草10g，前胡15g，紫菀15g，百部15g，浙贝母15g，炙麻黄6g，胖大海10g，海蛤壳30g，桑叶10g，降香6g，芦根15g，枇杷叶15g。4剂，水煎内服，日1剂，分服。

病案二

患者黄某，女，41岁，2011年3月15日初诊。

平素状态：慢性咽炎病史。

病史：春节时感冒而诱发咳嗽，迁延至今，咳少量黄白黏痰，咽干痛，咳时有气管不畅感，伴有清涕、喷嚏，怕风，头目不清，晨起空腹胃脘隐痛不适，无反酸及明显嗳气，大便稍不成形。

查体：咽部稍充血，扁桃体无肿大，咽后壁淋巴滤泡增生，双肺呼吸音清，未闻及干、湿啰音。舌质稍淡，苔薄微腻，脉细滑。

西医诊断：感染后咳嗽。

中医诊断：咳嗽（风寒阻于肺窍，痰热郁于咽喉，肺胃失降）。

中医治法：外散风寒，内清痰热，宣降肺胃。

处方：羌活10g，白芷10g，炙麻黄6g，苦杏仁15g，生甘草10g，艾叶10g，紫菀15g，防风15g，紫苏子15g，海螵蛸15g，煅瓦楞子30g，浙贝母15g，前胡15g，贯众15g。4剂，水煎内服，日1剂，分服。

二诊（2011年3月18日）：病史同前，药后稍有改善，口不干，咳少量白痰，大便已成形，喷嚏减少，仍怕风。咽部稍充血，扁桃体无肿大，咽后壁淋巴滤泡稍增生。舌质淡红，苔薄微腻，脉细滑。

分析与处理：痰热得清，风寒未除，加强和解。

处方：羌活10g，白芷10g，炙麻黄6g，苦杏仁15g，生甘草10g，艾叶10g，紫菀15g，防风15g，海螵蛸15g，浙贝母15g，前胡15g，桂枝10g，百部15g，白芍15g，芦根15g。4剂，水煎内服，日1剂，分服。

三诊（2011年3月25日）：病史同前，咳嗽减，间中仍咽痒干咳，偶有黏痰，稍有口干苦，大便调。舌质淡红，苔薄黄，脉细滑。

分析与处理：外寒已散，风邪未除，有化热之势，调节寒温比例，以平复肺胃之宣降。

处方：苦杏仁15g，生甘草10g，艾叶10g，紫菀15g，防风15g，海螵蛸15g，浙贝母15g，前胡15g，百部15g，紫苏子15g，珍珠母30g，石菖蒲10g，贯众15g。5剂，水煎内服，日1剂，分服。

病案三

患者郭某，男，28岁，2013年2月26日初诊。

平素状态：慢性咽炎病史。

病史：近2~3个月来工作紧张，工作应酬有醉酒史，感冒后咳嗽明显，咳嗽月余，说话多则明显，干咳为主，大便不成形。

查体：咽部充血，扁桃体无肿大，咽后壁淋巴滤泡增生。舌质稍淡略嫩，苔薄腻不均，脉略滑。

西医诊断：感染后咳嗽。

中医诊断：咳嗽（肺脾气虚，余邪干肺）。

中医治法：宣降敛气，和胃益肺。

处方：炙麻黄6g，苦杏仁15g，生甘草10g，紫菀15g，百部15g，前胡15g，白前10g，浙贝母15g，海螵蛸15g，煅瓦楞子30g，紫苏梗10g，款冬花15g，五指毛桃15g，诃子10g。6剂，水煎内服，日1剂，分服。

二诊（2013年3月12日）：病史同前，咳嗽减轻，说话诱发咳嗽减少，疲劳后仍易咳嗽，咳少量白黏痰，有鼻涕，易疲劳，口偏干，大便偏不成形。咽部充血，扁桃体无肿大，咽后壁淋巴滤泡增生。舌质稍淡略嫩，苔薄腻，脉略细滑。

处析与处理：前方基础上，加强补益肺脾之功，以助复肺之宣降。

处方：麻黄根10g，苦杏仁15g，生甘草10g，紫菀15g，百部15g，前胡15g，白前10g，浙贝母15g，海螵蛸15g，紫苏梗10g，五指毛桃30g，莲子30g，佛耳草15g，诃子10g，玉竹15g。6剂，水煎内服，日1剂，分服。

三诊（2013年7月5日）：病史同前，上次药后咳嗽已愈。近期工作压力大劳累受凉后又咳嗽，伴有胸闷，间中欲作呕，伴有鼻塞流涕，疲劳乏力，大便不成形。舌质稍淡暗，苔薄腻，脉细弦。

分析与处理：内伤肺脾不足，疲劳感邪后，肺失宣降，脾虚湿阻，胃失和降，宗前法，调肺、脾、胃。

处方：炙麻黄6g，麻黄根10g，苦杏仁15g，生甘草10g，艾叶5g，五指毛桃30g，薏苡仁30g，前胡15g，白前10g，紫苏梗10g，百部15g，莲子30g，紫菀15g。4剂，水煎内服，日1剂，分服。

四诊（2013年7月9日）：病史同前，药后咳嗽有改善，仍疲乏精力不足，间中气上冲而全身不适，口干欲热饮，大便不成形。舌质稍淡，苔薄腻，脉细。

分析与处理：湿邪已化，冲气上逆作咳，前方基础上镇冲降逆止咳。

处方：炙麻黄6g，苦杏仁15g，生甘草10g，五指毛桃30g，薏苡仁30g，前胡15g，白前10g，紫苏梗15g，百部15g，紫菀15g，代赭石30g，怀牛膝15g，山萸肉30g，沉香（后下）3g。7剂，水煎内服，日1剂，分服。

五诊（2013年7月16日）：病史同前，药后咳嗽进一步减少，精力仍差，近期晨起有喷嚏，口干不明显。大便不成形。舌质稍淡，苔薄腻，脉细。

分析与处理：继续用前法，加强宣畅肺窍之功。

处方：炙麻黄6g，苦杏仁15g，生甘草10g，五指毛桃30g，前胡15g，白前10g，紫苏梗15g，百部15g，紫菀15g，代赭石30g，山萸肉30g，沉香（后下）3g，石菖蒲10g，艾叶10g，白芷10g，诃子10g。6剂，水煎内服，日1剂，分服。

病案四

患者刘某，女，61岁，2012年9月8日初诊。

平素状态：从事教师职业，长期慢性咽炎病史，更年期后易汗出多年，长期怕冷，汗出则怕风易感冒。

病史：汗出感冒后，咳嗽迁延月余，伴有咽喉不适，咽中有痰，口不干，后背怕冷，大便调，多梦眠不实。

查体：咽部稍充血，扁桃体无肿大，咽后壁淋巴滤泡增生，舌质偏暗，苔薄腻，脉略滑。

西医诊断：感染后咳嗽，慢性咽炎。

中医诊断：咳嗽（气虚而肺气不敛）。

中医治法：补肺固表，敛降肺气。

处方：麻黄根10g，前胡15g，百部15g，生甘草10g，防风15g，紫菀15g，木蝴蝶10g，薏苡仁30g，玉竹15g，五指毛桃30g，珍珠母30g，苦杏仁15g，仙鹤草30g。2剂，水煎内服，日1剂，分服。

二诊（2012年9月11日）：病史同前，药后咳嗽减轻，易出汗，后背怕凉，口干，大便调。舌质稍暗，苔薄腻，脉略滑。

分析与处理：加强健脾益肺固表之功。

处方：麻黄根10g，前胡15g，百部15g，生甘草10g，防风15g，紫菀15g，玉竹15g，珍珠母30g，苦杏仁15g，仙鹤草30g，十大功劳叶10g，地骨皮15g，胖大海10g，白术10g。5剂，水煎内服，日1剂，分服。

三诊（2012年9月18日）：病史同前，出汗及后背怕凉减轻，但未除，已无咳嗽，口干减轻，大便调。舌质稍淡暗，苔薄腻，脉细滑。

分析与处理：前方基础上，加温通督阳之功，以助固表。

处方：麻黄根10g，百部15g，生甘草10g，防风15g，紫菀15g，珍珠母30g，白术10g，五指毛桃30g，党参10g，鹿角胶（烊服）10g，狗脊15g，马齿苋30g，石韦15g。7剂，水煎内服，日1剂，分服。

四诊（2012年9月25日）：病史同前，怕风减轻，仍有脐周及下肢怕凉，间中咽中有痰，无咳嗽，大便调。舌质稍淡暗，苔薄腻，脉细滑。

分析与处理：加用艾灸足三里、关元、神阙，中药治法处方大致同前。

处方：麻黄根10g，百部15g，生甘草10g，防风15g，紫菀

15g，珍珠母30g，白术10g，五指毛桃30g，党参10g，鹿角胶（烊服）10g，狗脊15g，马齿苋30g，胖大海10g。7剂，水煎内服，日1剂，分服。

五诊（2012年10月16日）：病史同前，近期停药，下肢怕冷不适，穿衣明显增加，咽喉症状稳定，大便调。舌质稍淡暗，苔薄腻，脉细滑。

分析与处理：季节入秋，温虽不低，但阳虚不足之体已先感，治以温肾通阳为法。

处方：熟附子（先煎）15g，桂枝10g，当归10g，路路通10g，细辛3g，黄芩10g，狗脊15g，防风15g，白术15g，五指毛桃30g，胖大海10g，石韦15g，高良姜10g，怀牛膝15g，姜黄10g。7剂，水煎内服，日1剂，分服。

病案五

患者陈某，女，38岁，2014年1月3日初诊。

平素状态：甲亢病史，维持用药3年，现甲状腺功能正常。慢性胃炎病史，饮食不节，有胃脘不适。

病史：咳嗽、咳痰2个月，经治疗后痰由黄转白，量少，仍有咳嗽伴气不畅感，夜间咳嗽影响睡眠，无发热，晨起有痰，口干，胃脘不适，偶有烧心，大便偏不成形。否认药物过敏史。

查体：舌质稍暗，苔薄白腻，脉细滑。

西医诊断：感染后咳嗽，甲状腺功能亢进症，慢性胃炎。

中医诊断：咳嗽（痰湿阻于肺胃，肺胃失降）。

中医治法：化痰湿，降肺胃。

处方：苦杏仁15g，生甘草10g，前胡15g，紫菀15g，薏苡仁30g，煅瓦楞子30g，海螵蛸15g，佛耳草15g，浙贝母15g，磁石30g，金荞麦30g，橘红10g，百部15g，枇杷叶15g。5剂，水煎内服，日1剂，分服。

二诊（2014年1月10日）：病史同前，药后咳嗽明显减轻，睡前及夜间仍有阵咳，基本无痰，无发热，口稍干，大便偏不成形。舌质稍暗，苔薄黄白腻，脉细滑。

分析与处理：痰浊已祛，肺胃失降，前方微调。

处方：苦杏仁15g，生甘草10g，前胡15g，紫菀15g，薏苡仁30g，煅瓦楞子30g，海螵蛸15g，佛耳草15g，浙贝母15g，百部15g，枇杷叶15g，诃子10g，艾叶5g，木蝴蝶10g，石决明30g。6剂，水煎内服，日1剂，分服。

三诊（2014年1月17日）：病史同前，药后症状明显改善，睡前咳嗽减轻，晨起有仍咳嗽，咽干痒，上颚干，偶咳少量黄白痰，大便偏不成形。舌质稍暗红，苔薄偏腻，脉细滑。

分析与处理：加强利咽。

处方：苦杏仁15g，生甘草10g，前胡15g，紫菀15g，海螵蛸15g，佛耳草15g，浙贝母15g，百部15g，枇杷叶15g，诃子10g，红花10g，金荞麦15g，射干10g，白芍15g，麻黄根10g。7剂，水煎内服，日1剂，分服。

四诊（2014年1月24日）：病史同前，夜间基本无咳嗽，晨起有痰作嗽，咽干，上颚干，大便偏不成形。舌质稍暗，苔薄偏腻，脉细滑。

分析与处理：加强润燥止咳之功。

处方：苦杏仁15g，生甘草10g，前胡15g，紫菀15g，海螵蛸15g，佛耳草15g，浙贝母15g，百部15g，枇杷叶15g，白芍15g，麻黄根10g，款冬花10g，法半夏10g，麦冬10g。10剂，水煎内服，日1剂，分服。

五诊（2014年2月21日）：病史同前，药后咳嗽基本缓解，睡前偶有咳嗽，声稍嘶，咳少量白黏痰，口不干，大便偏不成形。舌质稍暗，苔薄偏腻，脉细滑。

分析与处理：继续巩固，以善其后。

处方：苦杏仁15g，生甘草10g，前胡15g，紫菀15g，海螵蛸15g，佛耳草15g，浙贝母15g，百部15g，胖大海10g，白芍15g，麻黄根10g，清半夏10g，麦冬10g，红花10g，牡蛎30g，白前10g。5剂，水煎内服，日1剂，分服。

病案六

患者罗某，男，45岁，2007年8月17日初诊。

平素状态：既往感冒后易咳嗽。

病史：1个月前曾有肺部感染，伴有咳嗽，咳黄痰，经抗感染后，症状咳嗽减轻，咳痰已无，间中易咽痒作咳，干咳无痰，口不干，大便不畅，胃纳可，眠可。

查体：咽部稍充血，扁桃体无肿大。舌质稍淡有瘀点，苔灰腻稍黄，脉稍细。

西医诊断：感染后咳嗽。

中医诊断：咳嗽（湿浊中阻，肺失清肃）。

中医治法：芳化湿浊，清肃肺气。

处方：石韦15g，薏苡仁30g，法半夏15g，佩兰10g，生甘草5g，桑叶15g，厚朴花10g，郁李仁10g，苦杏仁10g，炒扁豆10g，炒麦芽15g，紫苏子15g，牛蒡子15g，郁金10g，款冬花10g。5剂，水煎内服，日1剂，分服。

二诊（2007年10月10日）：病史同前，药后咳嗽缓解。近

1个月来外感后又有咽痒咳嗽，干咳无痰，夜间咳嗽多，口稍干，大便调。咽部充血，扁桃体无肿大。舌质稍淡红，苔薄微黄白腻，脉稍细。

分析与处理：风邪与内湿相合，肺失宣降，当散风除湿、宣降肺气。

处方：薏苡仁30g，法半夏15g，生甘草10g，厚朴花10g，苦杏仁10g，紫苏子15g，郁金10g，款冬花10g，炙麻黄6g，蝉蜕6g，蕲艾10g，射干10g，石决明30g，白蒺藜15g，百部15g。5剂，水煎内服，日1剂，分服。

三诊（2007年11月7日）：病史同前，药后咳嗽明显减轻，夜间基本无咳，白天间中咽干痒而干咳，口稍干，大便偏少。舌淡红，苔薄腻少津，脉稍细。

分析与处理：湿浊已化，津液有伤，前方调整。

处方：法半夏10g，生甘草10g，苦杏仁10g，紫苏子15g，炙麻黄6g，蝉蜕6g，蕲艾5g，射干10g，防风15g，白蒺藜15g，百部15g，沙参15g，薄荷（后下）6g。4剂，水煎内服，日1剂，分服。

病案七

患者叶某，男，68岁，2006年6月21日初诊。

平素状态：易感冒，易疲乏，长期吸烟，间中腰痛、肩痛。

病史：感冒后咽喉不适，咽痒而咳嗽半月余，咽痒作咳，咳黄白黏痰，量不多，间中伴有耳鸣，大便偏干，偶有胸闷，疲乏，无胸痛，一般活动无短气。查胸片心肺未见异常。

查体：咽部稍充血，扁桃体无肿大，咽后壁淋巴滤泡增生。双肺呼吸音清，未闻及干、湿啰音。舌质稍暗红嫩，苔薄，脉略滑。

西医诊断：感染后咳嗽。

中医诊断：咳嗽（气阴不足，痰热郁火，肺肠不降）。

中医治法：宣降肺肠，清化痰热郁火，兼补益气阴。

处方：炙麻黄6g，苦杏仁10g，生甘草10g，沙参15g，太子参15g，黄精15g，防风15g，银花藤15g，玄参15g，升麻10g，蕲艾10g，紫苏子15g，瓜蒌仁15g，郁李仁10g，火麻仁30g。4剂，水煎内服，日1剂，分服。

二诊（2006年6月28日）：病史同前，药后咳嗽较前好转，咽中有痰不易咳出，口偏苦，头晕，间中腰痛、肩痛，大便偏少。舌质稍暗红，舌苔薄白稍腻，脉略滑。

分析与处理：三焦枢机不利，郁火不清，当疏利三焦气机，清补同施。

处方：柴胡10g，黄芩15g，法半夏10，沙参15g，太子参15g，防风15g，银花藤30g，紫苏子15g，瓜蒌仁15g，蒲公英15g，浙贝母15g，牡蛎30g，瓜蒌皮15g。7剂，水煎内服，日1剂，分服。

三诊（2006年7月5日）：病史同前，药后咳嗽进一步减轻，咽中火热有痰感，不易咳出，口干，间中头晕，大便仍偏少。舌质稍暗红质嫩，苔薄白，脉细滑。

分析与处理：三焦枢机较前舒畅，进一步调节。

处方：沙参15g，太子参15g，防风15g，银花藤30g，紫苏子15g，瓜蒌仁15g，蒲公英15g，浙贝母15g，牡蛎30g，瓜蒌皮15g，玄参15g，白芷5g，桑枝30g。7剂，水煎内服，日1剂，分服。

病案八

患者阮某，男，73岁，2006年8月9日初诊。

平素状态：近1年来易感冒，感冒后易咳嗽。多年前胃溃疡病史，现情况稳定，高血压病史10余年，血压控制可。

病史：感冒后咳嗽反复近3个月，服药后症状改善，受凉感冒后咳嗽又加重，现仍有咳嗽，白天咳嗽明显，夜间稍咳，咳时咽痒，少量白黏痰，可咳出，大便调。

查体：咽部充血，扁桃体无肿大，咽后壁淋巴滤泡稍增生。舌质淡，苔薄根黄腻，脉弦滑。

西医诊断：感染后咳嗽，高血压。

中医诊断：咳嗽（肺脾气虚，风邪留滞，痰湿蕴热，肺气失降）。

中医治法：补益肺脾，疏散风邪，化痰除湿，兼清郁热。

处方：麻黄根10g，苦杏仁10g，生甘草5g，茯苓15g，党参10g，紫苏叶10g，蕲艾10g，薏苡仁30g，牛蒡子15g，白术15g，橘红10g，紫菀15g，防风15g，法半夏10g，黄芩10g。6剂，水煎内服，日1剂，分服。

二诊（2006年8月18日）：病史同前，药后咳嗽减半，咳少量白黏痰，可咳出，晨起咳嗽稍多，口稍干，胃脘稍有不适，矢气增多。舌稍淡，苔薄黄稍腻，脉弦滑。

分析与处理：脾虚痰浊改善，肝阳有上张之势，当加以清肝潜阳。

处方：苦杏仁10g，蕲艾10g，薏苡仁15g，牛蒡子15g，紫菀15g，防风15g，法半夏10g，黄芩10g，太子参15g，百部15g，菊花15g，桑叶10g，郁金10g，珍珠母30g。6剂，水煎内服，日1剂，分服。

三诊（2006年8月23日）：病史同前，咳嗽进一步减少，间中晨起活动后阵咳，少量白黏痰，夜间无咳嗽，大便每日2~3次，稍成形，矢气较多，口气重。舌质稍淡，苔根稍黄腻，脉弦滑。

分析与处理：加强健脾运肠祛湿之功。

处方：苦杏仁10g，蕲艾5g，薏苡仁30g，紫菀15g，防风15g，法半夏10g，黄芩10g，太子参30g，百部15g，马齿苋20g，白术15g，扁豆10g，乌药10g。5剂，水煎内服，日1剂，分服。

四诊（2006年8月30日）：病史同前，咳嗽较前减轻一大半，间中受凉仍有咳嗽，咳少量白黏痰，受凉后喷嚏，咽中有痰感，口稍干，大便调。舌质稍淡，苔薄白稍腻，脉弦滑。

分析与处理：咳嗽已缓，内伤渐平，继以调脾为主。

处方：苦杏仁10g，蕲艾5g，薏苡仁15g，紫菀15g，防风10g，法半夏10g，黄芩10g，太子参30g，百部15g，白术15g，扁豆10g，海蛤壳15g，橘红10g。5剂，水煎内服，日1剂，分服。

病案九

患者戴某，女，28岁，2007年1月14日初诊。

平素状态：间中鼻塞，余无不适。

病史：感冒后咳嗽1个月，现干咳为主，咽痒，鼻塞，或气往上冲而诱发咳嗽，夜间睡前咳嗽，口稍干，大便成形，2~3次/日。

查体：咽部充血，扁桃体无肿大。舌质淡红，苔薄白，脉略滑。

西医诊断：感染后咳嗽。

中医诊断：咳嗽（风犯肺窍，肺失宣敛）。

中医治法：疏风通窍，宣敛肺气。

处方：炙麻黄6g，苦杏仁10g，生甘草10g，防风15g，蕲艾10g，白蒺藜15g，石决明30g，桑叶15g，沙参15g，细辛3g，蝉蜕6g，辛夷花（包煎）10g，珍珠母30g，百部15g，五味子5g。4剂，水煎内服，日1剂，分服。

二诊（2007年1月19日）：病史同前，药后咳嗽明显减轻，夜间咳不多，晨起鼻塞，间中咳少量白黏痰，咽稍干痒，大便调。舌质淡红，苔薄白，脉略滑。

分析与处理：前方基础上，加强利咽之功。

处方：炙麻黄6g，苦杏仁10g，生甘草10g，防风15g，蕲艾10g，炙枇杷叶10g，桑叶15g，沙参15g，蝉蜕6g，辛夷花（包煎）10g，珍珠母30g，百部15g，五味子5g，乌梅10g，牛蒡子15g。4剂，水煎内服，日1剂，分服。

病案十

患者陈某，女，45岁，2007年7月4日初诊。

平素状态：平时后背及四肢怕冷，较常人易感冒。

病史：感冒后咳嗽迁延1个月余，咽痒作咳，干咳无痰，夜间咳嗽重，气上冲而诱发，严重影响睡眠，大便调，口不干。

查体：咽部充血，扁桃体无肿大。舌质稍淡，苔薄白稍腻，脉略滑。

西医诊断：感染后咳嗽。

中医诊断：咳嗽（风寒伏肺，肺失宣降）。

中医治法：温散风寒，宣降肺气。

处方：炙麻黄6g，苦杏仁10g，生甘草10g，蕲艾10g，防风15g，川椒3g，桂枝10g，白芍15g，前胡15g，白前10g，牛蒡子15g，蝉蜕6g，百部15g，炙枇杷叶15g，紫苏叶10g。5剂，水煎内服，日1剂，分服。

二诊（2007年7月11日）：病史同前，药后咳嗽缓减大半，仍咽痒作咳，夜咳减仍有影响睡眠，干咳无痰，口不干，大便调。舌质稍淡，苔薄白稍腻，脉略滑。

分析与处理：前方基础上，加强利咽之功。

处方：炙麻黄6g，苦杏仁10g，生甘草10g，蕲艾10g，防风15g，川椒3g，桂枝10g，白芍15g，干姜5g，牛蒡子15g，蝉蜕6g，百部15g，乌梅10g，射干10g，木蝴蝶10g。5剂，水煎内服，日1剂，分服。

第四节　慢性支气管炎

病案一

患者邓某，男，63岁，2007年8月17日初诊。

平素状态：慢支肺气肿病史，感冒后易咳嗽、咳痰，平时间中咳嗽、咳痰。

病史：1个月前受凉后咳嗽加重，在外院就诊，查胸片示慢支肺气肿合并感染，经抗感染治疗后，双下肺感染未完全吸收。现咽痒咳嗽，夜间咳嗽明显，影响睡眠，口稍干，纳差，大便调。

查体：双肺呼吸音稍低，未闻及干、湿啰音。舌质胖嫩，少苔，脉细滑。

西医诊断：慢性支气管炎合并肺气肿。

中医诊断：咳嗽（肺脾气阴不足，痰浊风邪未尽，肺胃失于和降）。

中医治法：补益肺脾气阴，润燥降气止咳。

处方：紫菀15g，太子参30g，党参10g，黄精15g，淮山药15g，炒麦芽15g，炒谷芽15g，紫苏梗15g，生蕲艾10g，百部15g，款冬花10g，蝉蜕6g，防风15g，刘寄奴15g，橘红10g。5剂，水煎内服，日1剂，分服。

二诊（2007年8月24日）：病史同前，服药后自觉精神好转，咳嗽明显减少，痰减少，怕风，今日出现胸闷，稍头晕，仍纳差，晨起口干，大便调。双肺呼吸音稍低，未闻及干、湿啰音。舌质嫩胖，少苔，脉细滑。

分析与处理：前加基础上合桂枝汤法，兼以通阳和营固表。

处方：紫菀15g，太子参30g，黄精15g，炒麦芽15g，炒谷芽15g，苏梗15g，百部15g，蝉蜕6g，防风15g，蕲艾10g，桂枝10g，白芍15g，鸡内金5g，款冬花15g，炙枇杷叶15g。5剂，水煎内服，日1剂，分服。

三诊（2007年11月30日）：慢支肺气肿病史同前，上次就诊后一直稳定，间中咽痒咳嗽，痰少，近期偶有右胸部隐痛不适，数秒钟可缓解，与体力活动无明显关系，口稍干，大便调。舌质稍淡暗，苔薄白稍腻，脉细略滑。

处理：继续补益气阴，调和脾胃，散风止咳，兼以活血通郁。

处方：紫菀15g，太子参30g，黄精15g，炒麦芽15g，炒谷芽15g，苏梗15g，百部15g，蝉蜕6g，防风15g，蕲艾10g，鸡内金5g，炙枇杷叶15g，沙参15g，郁金10g，白芷5g。5剂，水煎内服，日1剂，分服。

四诊（2007年12月7日）：病史同前，药后症状有改善，痰少，偶有右胸部隐痛不适，发作减少，口稍干，大便调。舌质稍淡暗，苔薄白稍腻，脉细略滑。

处理：前方基础上，加以利咽润燥。

处方：紫菀10g，太子参15g，黄精15g，苏子10g，百部15g，蝉蜕6g，防风15g，蕲艾5g，炙枇杷叶15g，沙参15g，白芷5g，乌梅5g，木蝴蝶10g。5剂，水煎内服，日1剂，分服。

病案二

患者谢某，男，65岁，2011年8月26日初诊。

平素状态：长期吸烟，仍未戒烟。近十年来反复咳嗽咳痰，近年来体育活动时觉气短，一般活动无明显气短。外院肺功能检查示：混合性阻塞性通气功能障碍，肺功能2~3级。常规体检发现前列腺增生，夜尿2次左右。平时感冒不多，不怕冷。

病史：1个月前外感后，在外院抗感染等治疗后症状改善，现要求中医调养而就诊。仍有咳嗽，咳白黏痰，可咳出，一般活动无明显气短，喜爱的羽毛球运动仍不能耐受，纳可，口不干，大便调，夜尿2~3次。无鼻塞及喷嚏。

查体：双肺呼吸音稍低，未及干、湿啰音。舌稍淡，苔微白腻而干，脉略滑。

西医诊断：慢性支气管炎合并阻塞性肺气肿（慢性阻塞性

肺病）。

中医诊断：咳嗽（肺肾两虚，痰浊阻肺）。

中医治法：补益肺肾以纳气固本，化痰降浊以宣降治标。

处方：蜜炙麻黄6g，百部15g，浙贝母20g，生甘草10g，党参10g，生山萸肉30g，菟丝子15g，紫菀15g，沉香（后下）3g，紫石英30g，桑葚30g，紫苏子10g。5剂，水煎内服，日1剂，分服。

二诊（2011年9月2日）：病史同前，总体稳定，精力改善，睡前躺下时有咳嗽、咳痰，咳时觉气不顺畅，痰白，纳可，口不干，大便调。舌稍暗，苔微白微腻，脉略滑。

分析与处理：前方基础上加强降肺止咳化痰之功。

处方：蜜炙麻黄6g，百部15g，浙贝母20g，生甘草10g，党参10g，生山萸肉30g，紫菀15g，沉香（后下）3g，海蛤壳30g，桑葚30g，紫苏子15g，苦杏仁15g，佛耳草15g。7剂，水煎内服，日1剂，分服。

三诊（2011年9月27日）：病史同前，药后症状稳定，咳嗽减少，痰不多，间中气上冲而咳嗽，眠可，夜尿2~3次，大便调。舌淡红，苔微黄白腻，脉滑。

处理：正气得固，肺气仍不降，并有化热之象，前方调整。

处方：蜜炙麻黄6g，百部15g，浙贝母15g，生甘草10g，生山萸肉30g，紫菀15g，北沙参15g，紫苏子15g，苦杏仁15g，佛耳草15g，紫石英30g，代赭石30g，橘红10g，枇杷叶15g。7剂，水煎内服，日1剂，分服。

病案三

患者梁某，女，77岁，2012年12月11日初诊。

平素状态：反复咳嗽咳痰多年，冬季明显。近年渐出现活动后气促。

病史：近期从外院出院。现仍咳嗽咳白痰，间中黄，不易咳出，口腔溃疡，口稍干，大便调。否认药物过敏史。

查体：舌质稍淡暗，舌苔薄腻，脉细滑。

西医诊断：慢性支气管炎合并肺气肿。

中医诊断：咳嗽（肺脾两虚，痰浊瘀热）。

中医治法：补益肺脾以固本，化痰活血以治标。

处方：蜜炙麻黄6g，苦杏仁15g，生甘草10g，紫苏子15g，地龙15g，金荞麦30g，紫菀15g，佛耳草15g，橘红10g，五指毛桃30g，前胡15g，浮海石30g，海蛤壳30g，白术30g，怀牛膝15g。7剂，水煎内服，日1剂，分服。

二诊（2012年12月18日）：病史同前，药后咳嗽减轻，痰减少，咽喉仍有痰感，间中气上冲而咳，活动后气短，口不干，大便偏干排便无力，眠不实。舌质稍淡暗，苔薄腻，脉细滑。

分析与处理：加强镇冲止咳之功。

处方：蜜炙麻黄6g，苦杏仁15g，甘草10g，紫苏子15g，地龙15g，紫菀15g，五指毛桃15g，前胡15g，海蛤壳30g，怀牛膝15g，胖大海10g，百部15g，紫石英30g，薏苡仁30g，款冬花10g。7剂，水煎内服，日1剂，分服。

三诊（2012年12月25日）：病史同前，咳嗽趋于稳定，接近平时稳定水平，咽喉仍有痰感，口不干，大便较前顺，眠有改善。舌质稍淡暗，苔薄腻，脉细滑。

分析与处理：继用前方7剂调理，巩固疗效。

病案四

患者梁某，男，79岁，2012年5月4日初诊。

平素状态：间断反复咳嗽咳痰多年，近年来渐出现活动后气短。

病史：近期曾有感冒，外感后咳嗽、咳痰，经中西医治疗1个月余，现咳嗽咳痰已恢复至平时水平，活动后气短，咳少量白黏痰，口不干，大便调。

查体：舌质偏淡暗，苔薄黄白，脉略滑。

西医诊断：慢性支气管炎缓解期。

中医诊断：咳嗽（肺肾不足，痰瘀内阻）。

中医治法：补益肺肾，活血化痰。

处方：蜜炙麻黄6g，苦杏仁15g，生甘草10g，紫菀15g，前胡15g，浙贝母15g，法半夏10g，五指毛桃15g，玉竹10g，芦根30g，紫石英30g，山萸肉30g，佛耳草15g，丹参15g。5剂，水煎内服，日1剂，分服。

二诊（2012年5月11日）：病史同前，咳嗽少，少量白黏痰，近日自服滋补药膳，纳差，口干黏腻感，大便尚调。舌质稍暗，苔薄黄腻，脉略滑。

分析与处理：进补偏滋腻，致湿热中阻，运化不及，调整治疗重点。

处方：蜜炙麻黄6g，苦杏仁15g，生甘草10g，紫菀15g，浙贝母15g，法半夏10g，五指毛桃15g，玉竹10g，芦根30g，丹参15g，马齿苋30g，麦芽15g，刘寄奴15g，鸡内金10g，茵陈10g。6剂，水煎内服，日1剂，分服。

三诊（2012年6月29日）：病史同前，近1个月来，咳嗽咳痰平稳，痰少，纳改善，活动后气短同前，口偏干，大便调。舌稍淡暗嫩，苔薄微腻，脉略细滑，重按无力。

分析与处理：状态平稳，肺脾肾虚本虚为主，痰湿标象为次，标本兼顾。

处方：蜜炙麻黄6g，苦杏仁15g，生甘草10g，紫菀15g，浙贝母15g，五指毛桃15g，玉竹10g，芦根15g，丹参15g，麦芽15g，刘寄奴15g，鸡内金10g，紫石英30g，山萸肉30g，地龙10g。5剂，水煎内服，日1剂，分服。

四诊（2012年7月6日）：病史同前，咳嗽及咳痰稳定，仍觉精力不济，间中口偏干，大便调。舌稍暗稍嫩，苔薄，脉略滑，重按无力。

分析与处理：前方基础上加强补肾纳气固本之功。

处方如下：苦杏仁15g，生甘草10g，紫菀15g，五指毛桃30g，玉竹10g，芦根15g，丹参15g，麦芽15g，刘寄奴15g，鸡内金10g，山萸肉30g，地龙10g，怀牛膝15g，续断15g，杜仲10g。6剂，水煎内服，日1剂，分服。

病案五

患者古某，女，75岁，2012年8月24日初诊。

平素状态：慢性咳嗽咳痰病史多年，诊断为慢性支气管炎、老年性肺气肿。脑动脉硬化病史。平时一般情况好，活动量大则气短，间中少许咳嗽咳痰。

病史：近期痰有所增多，白黏间中黄痰，口稍干，二便调。

查体：舌质稍暗红，苔薄偏干，脉细滑。

西医诊断：慢性支气管炎急性发作，老年性肺气肿。

中医诊断：咳嗽（肺肾不足，痰热瘀阻）。

中医治法：清化痰热，活血通络，补益肺气。

处方：生甘草10g，苦杏仁15g，紫菀15g，浙贝母10g，地龙10g，前胡15g，玉竹15g，海螵蛸15g，蜜炙麻黄6g，石韦15g，百部15g，款冬花10g，白前10g，五指毛桃15g。6剂，水煎内服，日1剂，分服。

二诊（2012年8月31日）：病史同前，药后咳嗽及咳痰减少，活动后气短稳定，纳可，大便调。眠一般。舌稍暗红偏嫩，苔薄，脉细滑。

分析与处理：前方基础上，加强纳气益气之功。

处方：生甘草10g，苦杏仁15g，紫菀15g，浙贝母10g，地龙10g，黄精15g，玉竹15g，海螵蛸15g，百部15g，款冬花10g，白前10g，五指毛桃30g，蜜炙麻黄6g，紫石英30g。6剂，水煎内服，日1剂，分服。

三诊（2012年9月7日）：病史同前，咳嗽及咳痰较稳定，痰间中偏黄，口稍干，大便调。舌稍暗红偏嫩，薄白苔，脉细滑。

分析与处理：痰热标实渐清，治疗当加强补肺肾以固本。

处方：生甘草10g，苦杏仁15g，紫菀15g，浙贝母10g，黄精15g，玉竹15g，百部15g，款冬花10g，蜜炙麻黄6g，麦冬10g，地龙10g，桑白皮15g，党参10g。6剂，水煎内服，日1剂，分服。

四诊（2012年9月18日）：病史同前，咳嗽及咳痰减少而趋稳定，痰较前易咳出，晨起口稍黏而干，大便调。舌质稍暗红偏嫩，苔薄，脉细滑。

分析与处理：内热偏重，稍减补益之功，去党参，减量五指毛桃，加石韦以调整补泻之功。

处方：生甘草10g，苦杏仁15g，紫菀15g，黄精15g，玉竹15g，百部15g，款冬花10g，蜜炙麻黄6g，麦冬10g，地龙10g，桑白皮15g，五指毛桃15g，石韦15g，海蛤壳30g。6剂，水煎内服，日1剂，分服。

病案六

患者林某，男，65岁，2006年4月19日初诊。

平素状态：长期吸烟40余年，反复咳嗽10余年，间中咳黄白黏痰，平时长期口干口苦，小便黄。

病史：近期咳黄黏痰，夜间咳嗽重，影响睡眠，口干苦，大便干。2天前胸片示：肺气肿，两上肺纤维性结核，两下肺肺大疱形成，未除外左上肺舌段支扩，建议CT检查。主动脉硬化。否认药物过敏史。

查体：肺气肿体征，双肺呼吸音减弱，未见明显干、湿啰音。舌质稍红，苔黄腻，脉滑。

西医诊断：慢性支气管炎急性发作，肺气肿。

中医诊断：咳嗽（肝胆郁热，痰热阻肺，肺失宣降）。

中医治法：疏利肝胆，清化痰热。

处方：黄芩15g，瓜蒌仁15g，瓜蒌皮15g，法半夏10g，炙麻黄6g，苦杏仁10g，生甘草5g，薏苡仁30g，虎杖15g，竹茹10g，冬瓜仁20g，芦根15g，牛蒡子15g，紫菀15g。5剂，水煎内服，日1剂，分服。

二诊（2006年4月26日）：病史同前，上周查肺部CT：肺气肿，右肝内胆管结石。经服药治疗后咳嗽及咳痰情况好转，痰色转白、稍黏，仍有咽痛，气短，口干，大便较前通畅。舌质稍暗红，苔薄黄腻，脉略滑。

分析与处理：前方基础上，稍加益气扶正之品。

处方：黄芩15g，瓜蒌仁15g，瓜蒌皮15g，法半夏10g，炙麻黄6g，苦杏仁10g，生甘草5g，虎杖15g，竹茹10g，芦根15g，牛蒡子15g，紫菀15g，太子参15g，石决明30g。5剂，水煎内服，日1剂，分服。

三诊（2006年5月31日）：病史同前，自行服前方5剂后，症状改善而停药。近日咳嗽又有反复，咳黄稠痰，咽中有痰，不易咳出，口苦，口干，大便偏干。舌质红，苔黄厚腻，脉略滑。

分析与处理：患者素体肝胆郁热，胃肠积热，痰浊阻肺，再予清化和解为法。

处方：黄芩15g，全瓜蒌30g，法半夏10g，虎杖30g，竹茹10g，芦根15g，牛蒡子15g，紫菀15g，石决明30g，蒲公英30g，郁金10g，桑白皮15g，天竺黄10g，白花蛇舌草20g。7剂，水煎内服，日1剂，分服。

四诊（2006年6月7日）：病史同前，痰量减少，仍黄稠，不易咳出，服上方曾有腹泻，后腹泻自止，口稍苦，间中双侧头痛，大便通。舌质淡红，苔黄厚，脉略滑。

分析与处理：患者虽痰热积热得减，仍气机不降，间中肝胆郁火上冲，前方减清化之功，加疏利和和解之功。

处方：黄芩15g，瓜蒌仁15g，瓜蒌皮15g，法半夏10g，虎杖15g，竹茹10g，牛蒡子15g，紫菀15g，牡蛎30g，郁金10g，桑白皮15g，白花蛇舌草20g，柴胡10g，白芷10g，冬瓜仁15g。7剂，水煎内服，日1剂，分服。

五诊（2006年6月21日）：病史同前，咳嗽及咳痰进一步减轻，痰黄白质黏，仍咳出不畅，稍有口苦，活动后气短感，大便调。舌质稍红，苔薄白微黄，脉略滑。

分析与处理：效不更方，前方基础上微调。

处方：黄芩15g，瓜蒌仁15g，瓜蒌皮15g，法半夏10g，虎杖15g，竹茹10g，牛蒡子15g，浙贝母15g，郁金10g，白花蛇舌草20g，柴胡10g，冬瓜仁15g，苏子15g。7剂，水煎内服，日1剂，分服。

病案七

患者李某，男，68岁，2007年11月30日初诊。

平素状态：慢性咳嗽咳痰病史多年，诊断为慢性支气管炎、肺气肿。2006年4月诊断为结核性心包积液，规范抗结核治疗1年，心包积液消失，间中胸闷，易疲乏，常有口干。

病史：间中咳嗽，有痰作嗽，白黏痰，量不多，易咳出，胸前灼热感，舌干，饮水不多，大便次数多而量少，体乏易疲。

查体：舌质稍暗红有瘀点，苔薄白稍腻少津裂纹，脉细略滑。

西医诊断：慢性支气管炎合并肺气肿。

中医诊断：咳嗽（阴虚郁热，痰湿瘀滞）。

中医治法：养阴清热，活血祛湿，化痰止嗽。

处方：郁金10g，地骨皮15g，仙鹤草30g，十大功劳叶15g，生地黄10g，青蒿（后下）10g，黄芩10g，法半夏10g，百部15g，旱莲草10g，女贞子10g，醋鳖甲（先煎）15g，马齿苋20g，沙参15g。4剂，水煎内服，日1剂，分服。

二诊（2007年12月5日）：病史同前，咳嗽咳痰稳定同前，现胸闷，胸前灼热感仍反复，夜间口干，眠差，大便量质同前。舌质稍暗红而老，苔薄白稍腻少津裂纹，脉细滑。

分析与处理：阴虚内热，郁热扰心，加强养阴清热、通络安神之功。

处方：地骨皮15g，仙鹤草30g，十大功劳叶15g，生地黄30g，山栀子10g，知母10g，百部15g，旱莲草10g，女贞子10g，醋鳖甲（先煎）15g，马齿苋20g，沙参15g，牡丹皮10g，忍冬藤30g，玄参30g，珍珠母30g。5剂，水煎内服，日1剂，分服。

三诊（2007年12月12日）：病史同前，胸闷及胸前灼热感减轻，口干减轻，间中咳嗽，痰白量少，不易咳出，胃脘胀满不适，眠差，大便次数减少。舌质稍暗红，苔薄白少津裂纹，脉略滑。

分析与处理：郁热得减，前方基础上增加养阴固本之功，兼以行气和胃。

处方：黄精15g，玉竹15g，知母10g，百部15g，醋鳖甲（先煎）15g，沙参15g，牡丹皮10g，忍冬藤30g，玄参15g，珍珠母30g，花粉15g，紫菀15g，法半夏10g，桑叶15g，佛手10g。5剂，水煎内服，日1剂，分服。

四诊（2007年12月19日）：病史同前，胸闷及胸前灼热感明显减轻，口偏苦，稍口干，夜间舌干痛无津液，无胃脘胀满，眠仍差，大便基本调。舌质稍暗红，苔薄少津裂纹明显，脉略滑。

分析与处理：进一步加强养阴生津、疏肝清热之功。

处方：黄精30g，玉竹30g，知母10g，百部15g，醋鳖甲

（先煎）15g，沙参15g，玄参15g，珍珠母30g，花粉15g，紫菀15g，法半夏10g，柴胡10g，黄芩10g，桑葚子15g，十大功劳叶15g。5剂，水煎内服，日1剂，分服。

病案八

患者高某，男，72岁，2005年10月28日初诊。

平素状态：慢性咳嗽咳痰病史近30年，间中咳血丝痰。近年来出现活动后气促，多次查胸片示：慢支、肺气肿并感染、双肺广泛慢性炎症纤维化。

病史：近1个月来咳嗽咳黄痰增多，无咳血痰，半个月来间中有胃脘胀痛，疲乏，活动后气促，纳一般，大便调，夜间小便2次。

查体：双肺呼吸清，双肺底可闻及湿啰音。舌质淡红暗，质嫩，苔根微黄腻，脉细滑。

西医诊断：慢性支气管炎急性发作，支气管扩张未排除。

中医诊断：咳嗽（气阴两虚，痰热郁肺，胃失和降）

中医治法：益气养阴，清热化痰，和胃降气。

处方：太子参15g，沙参15g，竹茹10g，芦根20g，薏苡仁30g，紫菀15g，银花藤30g，北芪10g，知母10g，紫苏梗15g，甘松10g，浙贝母10g，瓜蒌皮15g，煅瓦楞子30g，鲜竹沥（冲）30mL。6剂，水煎内服，日1剂，分服。

二诊（2005年11月4日）：病史同前，药后症状较平稳，咳黄白痰，量有减少，无咳血痰，仍有胃脘痛不适，疲乏，活动后气促，纳可，大便欠畅，夜间小便2次。舌淡红暗质嫩，苔根微白，脉细滑。

分析与处理：拟安排胸部CT检查。痰热得减，前方微调，加强通降肺胃之功。

处方：太子参15g，紫菀15g，银花藤30g，北芪10g，知母10g，紫苏梗15g，甘松10g，瓜蒌皮15g，白芍15g，黄精15g，川木瓜10g，防风15g，炒麦芽15g。3剂，水煎内服，日1剂，分服。

三诊（2005年11月16日）：病史同前，咳嗽咳痰较前减少，早晨及上午咳嗽痰多稍多，仍有胃脘隐痛不适，疲乏，腰胀不适，仍小便多，大便欠畅。舌淡红暗质嫩，苔根微白，脉细滑。

分析与处理：痰热得减，治疗重在调脾胃。

处方：太子参30g，紫菀15g，银花藤30g，北芪15g，知母10g，佛手10g，甘松10g，马齿苋20g，黄精15g，防风15g，炒麦芽15g，刘寄奴15g，竹茹10g。5剂，水煎内服，日1剂，分服。

四诊（2007年12月28日）：病史同前，近日咳痰又有反复，黄稠，质偏黏，可咳出，无发热。近期无咳血，口不干，胃脘不适缓解，大便调。近日查胸部CT示：双肺弥漫性支气管炎症并支扩，主动脉硬化。舌质稍红而嫩，苔薄黄少津，脉细滑。

分析与处理：补充支气管扩张诊断，目前痰热标实增加，气阴不足本虚亦明显，当标本兼顾。

处方：冬瓜仁20g，芦根15g，薏苡仁30g，金荞麦30g，路路通10g，银花藤30g，仙鹤草30g，十大功劳叶15g，沙参15g，防风15g，太子参15g，黄精15g，紫菀15g，浙贝母15g，竹茹15g。5剂，水煎内服，日1剂，分服。

病案九

患者陈某，男，66岁，2006年11月29日初诊。

平素状态：慢性咳嗽咳痰病史多年，诊断为慢性支气管炎、肺气肿。平时有咳嗽，痰不多，坚持使用西药抗炎吸入剂及口服茶碱，无明显气短，易感冒，不耐疲劳。痔疮病史，间中大便干结。

病史：近期咳痰白黏，量不多，不易咳出，夜间口苦，近日痔疮复发，大便已通，口稍干，夜间明显。

查体：舌质淡红质嫩，苔薄黄白，脉弦细滑。

西医诊断：慢性支气管炎并肺气肿。

中医诊断：咳嗽（肺脾肾虚，肝胃不合，痰阻肺逆）。

中医治法：补肺脾肾，清肝和胃，化痰降肺。

处方：紫河车10g，炒麦芽15g，麦芽15g，黄精15g，海蛤壳15g，牡蛎30g，白芥子10g，浙贝母15g，柴胡10g，黄芩10g，法半夏10g，枳实10g，太子参30g，银花藤30g。5剂，水煎内服，日1剂，分服。

二诊（2006年12月6日）：病史同前，服中药后，自觉症状较前改善，咳白黏痰，不易咳出，夜间咳嗽稍多，活动后气促不明显，夜间口干，鼻干，大便调。舌质淡红嫩，苔薄黄白少津，脉弦细滑、寸滑明显。

分析与处理：调整补益气阴权重，加强清化之功。

处方：紫河车5g，麦芽15g，黄精15g，海蛤壳15g，牡蛎30g，浙贝母10g，黄芩10g，清半夏10g，太子参15g，银花藤30g，沙参15g，玄参15g，升麻10g，紫菀15g，火麻仁30g。5剂，水煎内服，日1剂，分服。

病案十

患者林某，男，60岁，2005年9月28日初诊。

平素状态：慢性咳嗽咳痰病史。既往过敏性鼻炎病史。曾有间断长期吸烟史，现已戒除近10年。

病史：近期着凉后咳嗽，咳痰加重，胸片示：肺气肿改变。服用抗生素治疗后，症状减轻，现咽痒，咳嗽，夜间亦有咳嗽，咳痰白黏，不易咳出，口稍干，大便偏干。

查体：咽部充血，扁桃体无肿大，咽后壁淋巴滤泡增生，轻度肺气肿体征，双肺呼吸音减低，未闻及干、湿啰音。舌质稍红，苔薄黄微腻，脉细滑。

西医诊断：慢性支气管炎。

中医诊断：咳嗽（风邪未尽，痰浊阻肺，肺窍不利）。

中医治法：宣肺疏风，化痰降浊，通利肺肠。

处方：炙麻黄6g，北杏仁10g，生甘草5g，虎杖20g，瓜蒌皮15g，瓜蒌仁15g，牛蒡子15g，紫菀15g，橘红10g，法半夏10g，石决明30g，白芥子5g，防风15g，蝉蜕5g。4剂，水煎内服，日1剂，分服。

二诊（2005年10月12日）：病史同前，药后咳嗽较前明显减轻，咳白痰，可咳出，平时间断生口疮，大便较前通畅，仍偏干。舌质稍淡，苔薄白微黄，脉细滑。

分析与处理：标实得减，本虚渐显，当标本兼顾。

处方：瓜蒌皮15g，瓜蒌仁15g，紫菀15g，橘红10g，法半夏10g，石决明30g，白芥子5g，防风15g，生白术15g，茯苓15g，太子参15g，黄芩15g，银花藤30g，白芷10g。6剂，水煎内服，日1剂，分服。

三诊（2005年10月21日）：病史同前，近日症情平稳，咳嗽较前进一步减少，仍有白稀痰，咽不痒，咽中有痰感，口不干，大便调。舌质稍淡，苔薄白，脉细滑。

分析与处理：效不更方，前方基础上微调以巩固疗效。

处方：瓜蒌皮15g，瓜蒌仁15g，紫菀15g，橘红10g，法半夏10g，石决明30g，白芥子5g，生白术15g，茯苓15g，太子参15g，黄芩15g，白芷10g，五指毛桃30g。4剂，水煎内服，日1剂，分服。

第五节　上气道咳嗽综合征

病案一

患者宋某，男，45岁，2007年9月21日初诊。

平素状态：慢性咳嗽4年，反复发作，以干咳为主，伴鼻后滴漏感。既往慢性鼻炎病史20余年，易感冒，受风寒则鼻塞喷嚏，稍进温补则咽干痛不适。

病史：近大半年反复咳嗽，干咳为主，间中咳白黏痰，咽中有痰感，口咽干，间中鼻后滴漏，有黄涕，夜间无咳嗽，闻刺激性气味易咳嗽。行肺功能检查，通气功能正常，支气管激发试验阴性，胸片提示支气管炎改变。否认药物过敏史。

查体：咽部充血明显，扁桃体无肿大，咽后壁淋巴滤泡增生。舌质偏红稍胖，苔薄白稍腻，脉略滑。

西医诊断：慢性咳嗽：上气道咳嗽综合征，慢性鼻咽炎。

西医治疗：抗炎，以丙酸氟替卡松鼻喷雾剂吸入治疗，4喷，每日1次，吸入。

中医诊断：咳嗽（禀赋不耐，痰热风邪伏于肺窍咽喉，肺失宣降）。

中医治法：宣散风邪，清利痰热，通窍利咽。

处方：炙麻黄6g，苦杏仁10g，生甘草10g，蕲艾10g，防风15g，石菖蒲10g，紫苏子15g，牡蛎30g，忍冬藤30g，白芷10g，辛夷花（包煎）10g，黄芩15g，石韦15g，乌梅10g，射干10g。5剂，水煎内服，日1剂，分服。

二诊（2007年9月28日）：病史同前，药后咳嗽总体无明显改善，今日咳嗽又明显减少，咳嗽常因气不顺或有痰感而诱发，夜间无咳嗽。舌质淡红稍胖，苔薄白稍腻，脉略滑。

分析与处理：症有缓和之象，前方基础上微调。

处方：炙麻黄6g，苦杏仁10g，生甘草10g，蕲艾10g，防风15g，紫苏子15g，牡蛎30g，忍冬藤15g，白芥子5g，黄芩15g，薏苡仁30g，紫菀15g，海蛤壳30g。4剂，水煎内服，日1剂，分服。

三诊（2007年10月10日）：病史同前，服药后咳嗽较前减轻，仍有咽后壁痰黏感，不易咳出，间中鼻涕，口干，大便偏不成形。舌质淡红稍胖，苔薄白稍黄腻，脉略滑。

分析与处理：温燥易伤阴液，增加养阴润燥之功。

处方：炙麻黄6g，苦杏仁10g，生甘草10g，蕲艾10g，防风15g，紫苏子15g，牡蛎30g，忍冬藤30g，黄芩15g，薏苡仁15g，紫菀15g，沙参15g，射干10g，木蝴蝶10g，白芷5g。5剂，水煎内服，日1剂，分服。

四诊（2007年10月17日）：病史同前，服药后咳嗽明显减轻，咽中异物感，对刺激性气味较敏感，大便仍不成形。舌质稍红而胖，苔薄白稍腻，脉略滑。

分析与处理：继续利咽止咳，巩固疗效。

处方：甘草10g，防风15g，紫苏子10g，牡蛎30g，忍冬藤30g，黄芩10g，紫菀15g，玄参15g，射干10g，木蝴蝶10g，白芷5g，桔梗10g，槐花10g，法半夏15g。5剂，水煎内服，日1剂，分服。

五诊（2007年10月24日）：病史同前，服药后症状有改善但仍未除，咽中异物感而间中干痛，鼻腔黏稠分泌物感，有黄涕，对刺激性气味较敏感，大便仍不成形。咽部充血，扁桃体稍肿大，左侧可见2米粒大小脓性破溃点（长期反复存在），咽后壁淋巴滤泡增生。舌质稍红而胖，苔薄白稍腻，脉略滑。

分析与处理：维持吸入丙酸氟替卡松鼻喷雾剂。中药在前方基础上，重点针对咽喉局部伏邪以清化。

处方：甘草10g，石菖蒲10g，浙贝母15g，牡蛎30g，银花藤30g，黄芩10g，蕲艾10g，玄参15g，白芷10g，桔梗10g，红花10g，法半夏15g，人工牛黄粉（冲服）1g。5剂，水煎内服，日1剂，分服。

六诊（2007年10月31日）：病史同前，咳嗽情况稳定，常因激素或说话诱发，近日咽干痛明显，鼻腔症状不明显，大便仍不成形。咽部充血，扁桃体稍肿大，暂无脓点，咽后壁淋巴滤泡增生。舌质淡红稍嫩胖，苔薄白稍黄腻，脉略滑。

分析与处理：调整用药，加强清化利咽之功。

处方：炙麻黄6g，苦杏仁10g，生甘草10g，蕲艾10g，防风15g，苏子10g，牡蛎30g，忍冬藤30g，黄芩15g，百部15g，沙参15g，射干10g，木蝴蝶10g，白芷5g，乌梅10g。4剂，水煎内服，日1剂，分服。

七诊（2007年11月7日）：病史同前，近日咳嗽症状明显缓解，咽稍干，痛缓解，异物感减轻，接触异味或受凉风则可诱发刺激性咳嗽，大便仍不成形。咽部稍充血，扁桃体稍大，咽后壁淋巴滤泡增生。舌质淡红稍胖，苔薄白稍腻，脉略滑。

分析与处理：症状缓解，适当增加补益之功。

处方：炙麻黄6g，苦杏仁10g，生甘草10g，蕲艾10g，防风15g，忍冬藤15g，黄芩15g，百部15g，沙参15g，射干10g，木蝴蝶10g，乌梅10g，浙贝母15g，海蛤壳15g，益智仁10g。4剂，水煎内服，日1剂，分服。

八诊（2007年11月14日）：病史同前，咳嗽症状基本稳定，可因接触异味或受凉风诱发刺激性咳嗽，饮食不慎亦可诱发咳嗽，大便仍不成形。咽部稍充血，扁桃体稍大，咽后壁淋巴滤泡增生。舌质淡红，苔薄白稍腻，脉细。

分析与处理：寒温并用，前方基础上进一步加强温阳和营固卫之功，以巩固疗效。

处方：炙麻黄6g，苦杏仁10g，生甘草10g，蕲艾10g，防风15g，黄芩15g，百部15g，乌梅10g，益智仁10g，熟附子（先煎）15g，桂枝10g，白芍15g，补骨脂10g，射干10g，海蛤壳30g，牡蛎30g。5剂，水煎内服，日1剂，分服。

病案二

患者赖某，男，50岁，2007年7月6日初诊。

平素状态：多年慢性咽炎、慢性鼻炎病史，10余年来反复咳嗽，无喘息发作，多次查胸片心肺无异常。支气管激发试验阴性。

病史：10余年来反复咳嗽，干咳无痰，夜间白天均有咳嗽，夜间打鼾明显，口干，咽干，多年来进餐后必大便，每日

3~4次，大便不成形，便前腹痛，泻后痛缓。

查体：鼻甲肥大，咽充血，扁桃体不大，咽后壁淋巴滤泡增生，双肺呼吸音清，未闻及干、湿啰音。舌质淡红，苔薄黄白稍腻，脉略滑。

西医诊断：慢性咳嗽：上气道咳嗽综合征，慢性鼻咽炎，肠易激惹综合征（腹泻型）。

中医诊断：咳嗽（禀赋不耐，外风引动伏湿，肺失宣降，肠失传导）。

中医治法：外散风邪，内化伏湿，复肺肠之升降。

处方：炙麻黄6g，苦杏仁10g，生甘草10g，益智仁10g，蕲艾10g，五味子10g，白芍15g，白芷10g，浙贝母15g，辛夷花（包煎）10g，白蒺藜15g，沙参15g，桑叶15g，蝉蜕6g，红花5g。5剂，水煎内服，日1剂，分服。

二诊（2007年7月11日）：病史同前，咳嗽较前减轻，间中鼻塞，咽干明显，大便情况同前，干咳无痰。舌质稍红，苔薄白少津，脉略滑。

分析与处理：治法有效，药后症减，前方基础上兼调三焦气机。

处方：炙麻黄6g，苦杏仁10g，生甘草10g，五味子10g，白芍15g，白芷10g，浙贝母15g，辛夷花（包煎）10g，白蒺藜15g，沙参15g，桑叶15g，蝉蜕6g，柴胡10g，乌梅10g，诃子10g。7剂，水煎内服，日1剂，分服。

三诊（2007年7月20日）：病史同前，咳嗽症状稳定，间中鼻塞，咽干，口干，近日咽中有痰感，不能咳出，大便调。舌质稍红，苔薄白少津，脉略滑。

分析与处理：症情稳定，继用前法微调。

处方：炙麻黄6g，苦杏仁10g，生甘草10g，五味子10g，白芍15g，白芷10g，浙贝母15g，沙参15g，蝉蜕6g，柴胡10g，乌梅10g，诃子10g，苍耳子10g，玄参15g，牡蛎30g。7剂，水煎内服，日1剂，分服。

四诊（2007年7月27日）：病史同前，药后咳嗽减轻而未除，间中鼻塞，咽干，口干，痰少，大便调。舌质稍红，苔薄白，脉略滑。

分析与处理：同前，处方微调。

处方：炙麻黄6g，苦杏仁10g，生甘草10g，五味子10g，白芍15g，白芷10g，沙参15g，蝉蜕6g，柴胡10g，乌梅10g，诃子10g，辛夷花（包煎）10g，玄参15g，牡蛎30g，百部15g。7剂，水煎内服，日1剂，分服。

五诊（2007年8月3日）：病史同前，现咳嗽不多，间中咽痒作咳，鼻塞情况改善，口干，大便仍是3~4次/日，性质同前。咽部充血，扁桃体无肿大，咽后壁淋巴滤泡增生。舌质稍红，苔薄，脉略滑。

分析与处理：肺之宣降得复，继续润利咽喉。

处方：甘草10g，五味子10g，沙参15g，蝉蜕6g，乌梅10g，诃子10g，玄参15g，牡蛎30g，百部15g，桔梗10g，红花5g，木蝴蝶10g，防风15g，蕲艾10g。7剂，水煎内服，日1剂，分服。

六诊（2007年8月10日）：病史同前，咳嗽不多，症状稳定，间中反酸，胃脘不适，大便性质同前。咽部稍充血，扁桃体无肿大，咽后壁淋巴滤泡增生。舌质淡红，苔薄，脉略滑。

分析与处理：前方基础上兼以制酸和胃。

处方：甘草5g，沙参15g，蝉蜕6g，玄参15g，牡蛎30g，百部15g，红花5g，木蝴蝶10g，防风15g，蕲艾10g，海螵蛸15g，炙枇杷叶15g，煅瓦楞子30g。7剂，水煎内服，日1剂，分服。

病案三

患者方某，男，81岁，2014年12月2日初诊。

平素状态：近半年来间断反复咽喉不适作咳，干咳无痰，间中伴有鼻塞、喷嚏，热时汗出咳多，不怕风。近期发现冠心病、高血压，维持用药治疗。咳嗽与降血压药无明显关系。

病史：反复咽喉不适作咳，干咳无痰，伴有鼻塞打喷嚏，热时汗出易咳，不怕风，口稍干，大便调。外院查胸片，心肺未见异常。先后服用头孢抗生素、顺尔宁、阿斯美、抗过敏药物，咳嗽缓解不明显。有磺胺类药物过敏史。

查体：咽部充血，扁桃体无肿大，双肺呼吸音清，未闻及干、湿啰音。舌质偏暗，苔薄腻微黄，脉偏弦滑。

西医诊断：慢性咳嗽：上气道咳嗽综合征，高血压。

中医诊断：咳嗽（肝阳偏旺，营卫不和，内外相引，风邪阻于肺窍）。

中医治法：平肝敛肺，散风止咳。

处方：麻黄根10g，苦杏仁15g，生甘草10g，天麻10g，石决明30g，前胡15g，白前15g，款冬花10g，百部15g，枇杷叶15g，木蝴蝶10g，茜草根15g，诃子10g，生艾叶5g。7剂，水煎内服，日1剂，分服。

二诊（2014年12月9日）：病史同前，药后夜间咳嗽有所减轻，白天咳嗽无明显改变，咽稍干不痒，间中鼻塞流清涕，喷嚏减少，口不干，大便调。咽部及双肺查体同前，舌质偏暗，苔薄白腻，脉略滑。

分析与处理：前方基础上，加强宣降之功，兼和营卫。

处方：炙麻黄6g，苦杏仁15g，生甘草10g，石决明30g，前胡15g，白前15g，款冬花10g，百部15g，枇杷叶15g，木蝴蝶10g，茜草根15g，诃子10g，艾叶5g，桂枝5g，白芍15g，石菖蒲10g。7剂，水煎内服，日1剂，分服。

三诊（2014年12月16日）：病史同前，药后咳减，近日又有反复，干咳无痰，稍有黏涕，口稍干，大便调。咽部充血，扁桃体无肿大，咽后壁淋巴滤泡增生。舌质偏暗，苔薄黄白微腻，脉略滑。

分析与处理：去桂枝防温燥太过，加强利咽润燥之功。

处方：炙麻黄6g，苦杏仁15g，生甘草10g，石决明30g，前胡15g，白前15g，百部15g，枇杷叶15g，茜草根15g，诃子10g，白芍15g，浙贝母15g，法半夏10g，玄参15g。6剂，水煎内服，日1剂，分服。

四诊（2014年12月23日）：病史同前，咽痒干咳，后背热汗出则诱发咳嗽，稍有黏涕，口偏干，大便调。咽部查体同前，舌质偏暗，苔薄黄白偏腻，脉略滑。

分析与处理：汗出偏多，去炙麻黄，加强敛肺之功。

处方：苦杏仁15g，生甘草10g，石决明30g，前胡15g，白前15g，百部15g，枇杷叶15g，款冬花10g，麻黄根10g，五味子5g，石菖蒲10g，白芍15g。7剂，水煎内服，日1剂，分服。

五诊（2014年12月30日）：病史同前，咳嗽有反复，咳后有鼻塞打喷嚏，流清涕，口偏干，大便调。咽部稍充血，扁桃体无肿大，咽后壁淋巴滤泡增生。舌质偏暗，苔薄黄白腻，脉略滑。

分析与处理：加强宣散温通之功。

处方：炙麻黄6g，苦杏仁15g，生甘草10g，石决明30g，前胡15g，白前15g，百部15g，枇杷叶15g，茜草根15g，诃子10g，赤芍15g，法半夏10g，玄参15g，石菖蒲10g，徐长卿10g。6剂，水煎内服，日1剂，分服。

六诊（2015年1月6日）：病史同前，药后咳嗽减轻，期间曾有腹泻呕吐，停药3天，现胃肠道症状缓解，间中有咳嗽，鼻涕减少，口干不明显，大便调。舌质偏暗稍淡，苔薄微腻，脉略滑。

分析与处理：前面治疗取效，微调巩固。

处方：炙麻黄6g，苦杏仁15g，生甘草10g，石决明30g，前胡15g，白前15g，百部15g，枇杷叶15g，诃子10g，法半夏10g，石菖蒲10g，艾叶5g，款冬花10g，白芷10g。4剂，水煎内服，日1剂，分服。

病案四

患者杜某，男，51岁，2012年8月31日初诊。

平素状态：慢性鼻炎病史，余无特殊。

病史：近1年来反复咳嗽，曾入院查胸片、食管24小时反流监测、支气管激发试验无异常发现，晚餐后咳嗽明显，咽中有痰，气上冲而咳嗽，咳出痰则症状有改善。夜间无咳嗽。感冒后咳嗽加重，伴有鼻后滴漏感。

查体：咽部稍充血，扁桃体不大，咽后壁淋巴滤泡稍增生。舌质暗，苔薄白微腻，略滑。

西医诊断：上气道咳嗽综合征，慢性鼻咽炎。

中医诊断：咳嗽（痰湿阻窍，肺失宣降）。

中医治法：宣降肺气，化痰祛湿，利窍止咳。

处方：炙麻黄6g，苦杏仁15g，生甘草10g，薏苡仁30g，紫菀15g，浙贝母15g，柏子仁10g，艾叶5g，扁豆花10g，前胡15g，佛耳草15g，制远志10g，海蛤壳30g，木蝴蝶10g。5剂，水煎内服，日1剂，分服。

二诊（2012年9月7日）：病史同前，药后咳嗽频率减少，咽中有痰不适，口干，大便调。舌质暗，苔薄白，略滑。

分析与处理：前法取效，湿减窍偏燥，减祛湿用药，加强润降止咳之功。

处方：炙麻黄6g，苦杏仁15g，生甘草10g，紫菀15g，浙贝母15g，艾叶5g，前胡15g，海蛤壳30g，木蝴蝶10g，百部15g，款冬花10g，石决明30g，佛耳草10g，胖大海10g。5剂，水煎内服，日1剂，分服。

三诊（2013年1月11日）：病史同前。药后症状改善未除，停药后或因饮食不节则咳嗽又有反复，现痰少，咽中有痰感，口稍干，大便不成形。舌质偏暗，苔薄白微腻，略滑。

分析与处理：前法基础上，加强润敛之功。

处方：炙麻黄6g，苦杏仁15g，生甘草10g，紫菀15g，前胡15g，木蝴蝶10g，百部15g，款冬花10g，石决明30g，胖大海10g，浮海石30g，诃子10g，橘红10g，蜜炙枇杷叶15g。5剂，水煎内服，日1剂，分服。

四诊（2013年1月18日）：上气道咳嗽综合征病史同前。服上方症状无改善，咽稍痛有痰感，夜间无咳嗽，大便仍不成形。舌质稍暗，苔薄白微腻，略滑。

分析与处理：取效不明显，加强祛湿散风之功，并用止咳化痰西药临时改善症状，予复方甲氧那明胶囊口服5天。

处方：炙麻黄6g，苦杏仁15g，生甘草10g，紫菀15g，前

咳嗽从状态论治

胡15g，百部15g，木蝴蝶10g，胖大海10g，薏苡仁30g，海蛤壳30g，艾叶5g，白芍15g，防风15g。5剂，水煎内服，日1剂，分服。

五诊（2013年1月25日）：病史同前，药后咳嗽症状减轻，间中咽喉有痰，气上冲而咳，口稍干，大便不成形。舌质稍暗，苔薄白微腻，略滑。

分析与处理：伏风为患，外散及平降并举。

处方：炙麻黄6g，苦杏仁15g，生甘草10g，紫菀15g，前胡15g，百部15g，木蝴蝶10g，胖大海10g，白芍15g，茜草15g，石决明30g，蝉蜕6g，紫苏梗10g，牡蛎30g。6剂，水煎内服，日1剂，分服。

六诊（2013年2月1日）：鼻后滴漏上气道咳嗽综合征病史同前。上方药后咳嗽症状较稳定，但胃脘胀不适，停药后咳嗽又有加重，口偏干，大便不成形。舌质稍暗，苔薄白微腻，略滑。

分析与处理：前法取效，兼顾降气和胃，巩固疗效。

处方：炙麻黄6g，苦杏仁15g，生甘草10g，紫菀15g，前胡15g，百部15g，胖大海10g，紫苏梗10g，牡蛎30g，海螵蛸15g，煅瓦楞子30g，白前10g，款冬花10g。5剂，水煎内服，日1剂，分服。

病案五

患者亓某，女，41岁，2014年11月21日初诊。

平素状态：鼻炎病史，余无特殊。

病史：近1年来冬春时易咽喉不适而咳嗽，伴鼻后滴漏感，一般无鼻塞及喷嚏，入睡后无咳嗽。咽干异物感，口偏干，间中胃胀嗳气，无烧心及反酸。支气管激发试验阴性。

查体：咽部充血，咽后壁淋巴滤泡增生，舌质淡红，舌苔微黄，脉细。

西医诊断：慢性咳嗽：上气道咳嗽综合征，慢性鼻咽炎。

中医诊断：咳嗽（痰浊郁火阻于咽喉肺窍，肺胃失于和降）。

中医治法：宣肺降胃，化痰散结，利咽止咳。

处方：炙麻黄6g，苦杏仁15g，生甘草10g，前胡15g，白前15g，法半夏10g，紫菀15g，浙贝母15g，海螵蛸15g，煅瓦楞子30g，百部15g，牡蛎30g，黄连3g，佛耳草15g。6剂，水煎内服，日1剂，分服。

二诊（2014年11月28日）：病史同前，药后咳嗽有所改善，间中胃脘胀气不适，近日鼻涕稍稠，咽干，大便调。舌质稍淡暗，舌苔薄微腻，脉细。

分析与处理：前方基础上，加强通利肺窍之功。

处方：炙麻黄6g，苦杏仁15g，生甘草10g，前胡15g，白前15g，法半夏10g，紫菀15g，浙贝母15g，海螵蛸15g，煅瓦楞子30g，薏苡仁30g，牡蛎30g，紫苏子15g，石菖蒲10g，金荞麦15g。7剂，水煎内服，日1剂，分服。

三诊（2014年12月5日）：病史同前，药后咳嗽进一步改善，间中反复，白黏鼻涕，咽稍干。舌质稍淡，苔薄微腻，脉细。

分析与处理：微调前方，巩固疗效。

处方：炙麻黄6g，苦杏仁15g，生甘草10g，前胡15g，白前15g，法半夏10g，紫菀15g，浙贝母15g，海螵蛸15g，煅瓦楞子30g，薏苡仁30g，紫苏子15g，石菖蒲10g，白芷10g，玄参

15g。7剂，水煎内服，日1剂，分服。

四诊（2014年12月12日）：病史同前，鼻涕较前变稀，鼻后滴漏感有增加，咳嗽情况稳定，口稍干，大便调。舌质稍淡，舌苔薄微腻，脉细。

分析与处理：加用糖皮质激素鼻吸入剂，以控制鼻后滴漏，中医治法同前，处方微调。

处方：炙麻黄6g，苦杏仁15g，生甘草10g，前胡15g，白前15g，法半夏10g，紫菀15g，海螵蛸15g，煅瓦楞子30g，紫苏子15g，石菖蒲10g，白芷10g，茜草15g，牡蛎30g。7剂，水煎内服，日1剂，分服。

病案六

患者姜某，女，59岁，2015年1月16日初诊。

平素状态：慢性鼻咽炎病史，相对怕风，一般情况可。

病史：近2年来间中反复鼻塞喷嚏，但夜间躺下则鼻后滴漏而咳嗽咳痰，痰不多，口不干，大便不成形而不畅。

查体：舌质稍暗，舌苔根薄腻，脉细滑。

西医诊断：上气道咳嗽综合征（鼻后滴漏综合征），慢性鼻咽炎。

中医诊断：咳嗽（湿瘀阻窍，肺失宣降）。

中医治法：活血化湿，宣畅肺窍。

处方：炙麻黄6g，苦杏仁15g，生甘草10g，石菖蒲10g，浙贝母15g，白芷10g，细辛3g，丹参30g，路路通10g，牡蛎30g，白术15g，益智仁10g，金荞麦30g，前胡15g。7剂，水煎内服，日1剂，分服。

二诊（2015年1月23日）：病史同前，鼻后滴漏减轻，药后咽喉不适明显改善，咳嗽减少，口稍干，大便较前成形。舌质稍暗，舌苔根薄腻，脉细滑。

分析与处理：前法取效，法不变，方微调。

处方：炙麻黄6g，苦杏仁15g，生甘草10g，石菖蒲10g，浙贝母15g，白芷5g，丹参30g，路路通10g，牡蛎30g，白术15g，益智仁5g，金荞麦30g，前胡15g，黄连3g。4剂，水煎内服，日1剂，分服。

病案七

患者陈某，女，36岁，2006年12月22日初诊。

平素状态：慢性鼻炎病史，易鼻塞，余无特殊。

病史：经常鼻塞，晨起清涕，夜间睡前咳嗽近2年，咽中有痰感，间中咳少量黄白浊黏痰，服用抗感冒西药后症状可缓解，咽干，口不干，大便调，无发热。

查体：咽部充血明显，扁桃体无肿大。舌质偏红，苔薄白而干，脉稍滑。

西医诊断：上气道咳嗽综合征，变应性鼻炎。

西医治疗：予酮替芬片1mg，每日2次，口服抗过敏。

中医诊断：咳嗽（风邪伏于肺窍，寒热格拒）。

中医治法：寒热并调，疏风通窍。

处方：炙麻黄6g，蕲艾10g，辛夷花（包煎）10g，白芷10g，牛黄粉（冲服）1g，苦杏仁10g，石菖蒲10g，黄芩15g，牛蒡子15g，桑白皮15g，防风15g，蝉蜕6g，益智仁10g，银花藤30g。4剂，水煎内服，日1剂，分服。

二诊（2006年12月27日）：病史同前，服药后咳嗽明显减轻，痰不多，睡眠改善，仍有鼻塞，口不干，大便调。咽部充血，扁桃体无肿大。舌质稍红，苔薄白，脉稍滑。

分析与处理：风邪得疏，寒热格拒减轻，前方基础上微调寒温比例。

处方：炙麻黄6g，蕲艾10g，辛夷花（包煎）10g，白芷10g，牛黄粉（冲服）1g，苦杏仁10g，石菖蒲10g，黄芩10g，牛蒡子15g，防风15g，蝉蜕6g，益智仁10g，桑叶15g，银花藤15g。6剂，水煎内服，日1剂，分服。

病案八

患者马某，男，41岁，2007年7月13日初诊。

平素状态：平时体健。

病史：近半年来反复咳嗽，干咳无痰，时轻时重，伴咽喉不适，鼻腔分泌物稍多，黄白黏涕，咽痒作咳，大便干。曾查胸片双肺未见异常。

查体：咽部充血，扁桃体无肿大。舌质红，苔薄白，脉略滑。

西医诊断：上气道咳嗽综合征。

中医诊断：咳嗽（风热郁于肺窍，腑气不降）。

中医治法：宣散风热，通降痰浊。

处方：炙麻黄6g，甘草10g，桔梗10g，苦杏仁10g，沙参15g，蝉蜕6g，白芷10g，牡蛎30g，石菖蒲10g，银花藤30g，浙贝母15g，瓜蒌仁30g，郁李仁10g，桃仁10g，虎杖15g。5剂，水煎内服，日1剂，分服。

二诊（2007年8月15日）：病史同前，药后症状改善，大声说话多，或咽喉用力后，症状又有反复，咽干痒作咳，暂无鼻涕，大便仍不畅。咽部充血，扁桃体肿大。舌质淡红，苔薄白，脉略滑。

分析与处理：加强疏风润燥、清热利咽之功。

处方：炙麻黄6g，甘草10g，苦杏仁10g，沙参15g，蝉蜕6g，白芷10g，牡蛎30g，银花藤30g，浙贝母15g，瓜蒌仁30g，射干10g，胖大海10g，木蝴蝶10g，牛蒡子15g，防风15g。7剂，水煎内服，日1剂，分服。

三诊（2007年9月14日）：病史同前，经前期治疗，咳嗽症状明显缓解。3天前再次着凉后，流黄白浊涕，咽稍痒，咳嗽，咳少量黄白黏痰，大便偏干。咽部充血，扁桃体稍肿大。舌质稍红，苔薄白，脉略滑。

分析与处理：易咳嗽基础，外感后再次引发，证属风热外袭，痰热阻于肺窍咽喉，肺肠同病状态，治法大致同首诊，加强外散风热之功。

处方：炙麻黄6g，甘草10g，苦杏仁10g，沙参15g，蝉蜕6g，白芷10g，牡蛎30g，银花藤30g，浙贝母15g，瓜蒌皮30g，胖大海10g，木蝴蝶10g，牛蒡子15g，防风15g，白蒺藜15g。5剂，水煎内服，日1剂，分服。

四诊（2007年9月19日）：病史同前，咳嗽已不多，仍咽干、鼻干，流黄涕，口干，大便调。咽部充血，扁桃体Ⅰ°肿大，咽后壁淋巴滤泡增生。舌质稍红，苔薄白，脉略滑。

分析与处理：咳虽不显，肺窍痰热郁火仍重，加强清解。中成药霍胆丸散风解毒通窍。

处方：菊花15g，甘草10g，沙参15g，蝉蜕6g，银花藤30g，浙贝母15g，瓜蒌皮30g，天花粉15g，木蝴蝶10g，牛蒡子15g，防风15g，桑叶15g，桑白皮15g，僵蚕10g，百部15g。4剂，水煎内服，日1剂，分服。

五诊（2007年12月12日）：病史同前，8~9月时服中药调治1个月后，咳嗽症状缓解数月未发，近日又有咳嗽，咽中咳少量黄黏痰，鼻中黏涕感，夜间口干明显，大便2日1次。咽部稍充血，扁桃体Ⅰ°肿大，咽后壁淋巴滤泡稍增生。舌质稍暗红，苔薄，脉略滑。

分析与处理：状态大致同前，继续疏风清热，宣通肺窍，通降大肠。

处方：菊花15g，甘草10g，沙参15g，蝉蜕6g，忍冬藤30g，浙贝15g，瓜蒌皮15g，天花粉15g，牛蒡子15g，防风15g，桑白皮15g，僵蚕10g，百部15g，射干10g，瓜蒌仁15g，白芷10g。7剂，水煎内服，日1剂，分服。

病案九

患者罗某，男，60岁，2015年3月31日初诊。

平素状态：糖尿病及高血压病史多年。

病史：近半年来反复咽痒气上冲而咳嗽，查胸部CT无肺部感染，肺功能正常，支气管激发试验阴性。无反酸，口稍干，大便调。间中鼻塞打喷嚏。否认药物及食物过敏史。

查体：咽部充血，扁桃体无肿大。舌质淡嫩，苔薄腻，脉细滑。

西医诊断：上气道咳嗽综合征，糖尿病，高血压。

中医诊断：咳嗽（素体肝旺阴亏，虚风扰喉，肺逆不宁）。

中医治法：宣肺平肝降逆，润燥息风止咳。

处方：炙麻黄6g，苦杏仁15g，生甘草10g，前胡15g，白前15g，百部15g，紫菀15g，枇杷叶15g，石决明30g，艾叶10g，款冬花10g，紫苏子15g，诃子10g。7剂，水煎内服，日1剂，分服。

二诊（2015年6月23日）：病史同前，上次就诊后，药后咳嗽明显改善后，未就诊。近期因肺部感染于急诊留观治疗好转出院，现咽不痒，阵发气往上冲而阵发干咳，汗偏多，纳一般，大便调。间中饮食有呛咳（追问病史，近年来间中有呛咳，曾做颅脑CT，未见中风征象），舌质稍淡暗嫩，苔薄微腻，脉略滑。

分析与处理：饮食呛咳，暂不考虑中风，请言语吞咽诊疗中心会诊。外邪虽除，脾胃已伤，肺气不降，治疗重在气阴双补，健脾益胃，敛降肺气。

处方：麻黄根10g，苦杏仁15g，生甘草10g，太子参10g，玉竹15g，前胡15g，白前15g，百部15g，法半夏10g，鸡内金10g，麦芽15g，刘寄奴15g，五指毛桃30g。6剂，水煎内服，日1剂，分服。

三诊（2015年7月3日）：病史同前，药后咳嗽减轻，干咳无痰，气上冲而咳嗽，咽稍干，饮食有呛咳，纳一般，大便调。舌质稍淡暗稍嫩，苔薄微腻，脉略滑。言语吞咽治疗中心会诊：存在吞咽协调不佳，建议行吞咽功能锻炼治疗。

分析与处理：小心进食，避免误吸，建议行吞咽功能锻炼治疗，中药重在调理脾胃，利咽降逆止咳。

处方：麻黄根10g，苦杏仁15g，生甘草10g，太子参10g，前胡15g，白前15g，百部15g，法半夏10g，鸡内金10g，麦芽15g，五指毛桃30g，桔梗10g，石菖蒲10g。7剂，水煎内服，日1剂，分服。

四诊（2015年7月10日）：病史同前，药后咳嗽减轻，间中阵发刺激性干咳，有时与进食有关，暂未行吞咽功能治疗，咽稍干，纳一般，大便调。舌质稍淡暗嫩，苔薄微腻，脉细滑。

分析与处理：继用前法微调。

处方：麻黄根10g，苦杏仁15g，生甘草10g，太子参10g，前胡15g，白前15g，百部15g，清半夏10g，鸡内金10g，麦芽15g，五指毛桃15g，石菖蒲10g，金荞麦30g。6剂，水煎内服，日1剂，分服。

五诊（2015年7月17日）：病史同前，症状稳定，间中阵发刺激性干咳，与进食饮水有关，无发热，咽稍干，纳一般，大便调。舌质稍淡暗嫩，苔薄微腻，脉略滑。

分析与处理：建议行吞咽功能治疗，前方微调。

处方：麻黄根10g，苦杏仁15g，生甘草10g，太子参10g，前胡15g，白前15g，百部15g，五指毛桃15g，石菖蒲10g，金荞麦30g，诃子10g，橘核10g，木蝴蝶10g。6剂，水煎内服，日1剂，分服。

六诊（2015年7月24日）：病史同前，咳嗽不多，总体稳定，未去行吞咽功能治疗，偶有发作性呃逆作呕，无呕吐，精力偏差，大便调。舌质稍嫩，苔薄腻，脉细滑。

分析与处理：加强和胃降逆治疗，巩固疗效。

处方：麻黄根10g，苦杏仁15g，生甘草10g，太子参10g，前胡15g，白前15g，百部15g，五指毛桃15g，金荞麦30g，木蝴蝶10g，鸡内金10g，刘寄奴15g，麦芽15g，紫苏梗10g，丁香（后下）6g。5剂，水煎内服，日1剂，分服。

病案十

患者冯某，女，60岁，2015年7月10日初诊。

平素状态：慢性咽喉炎多年。

病史：近年来反复咽喉不适而咳嗽，痰少，白黏，不易咳出，时欲清嗓，口干不明显，大便调。

查体：咽部稍充血，扁桃体无肿大，咽后壁淋巴滤泡增生明显。舌质稍暗，苔白腻，脉略滑。

西医诊断：上气道咳嗽综合征，慢性咽炎。

中医诊断：咳嗽（凝痰阻咽，窍机不利）。

中医治法：化痰散结利咽。

处方：炙麻黄6g，苦杏仁15g，生甘草10g，百部15g，薏苡仁30g，前胡15g，白前15g，法半夏10g，蕲艾5g，茜草根15g，浙贝母15g，紫菀15g，牡蛎30g，橘核10g，胖大海10g。6剂，水煎内服，日1剂，分服。

二诊（2015年7月17日）：病史同前，药后咳嗽减少，咽喉不适改善，痰少，白黏，咽偏干，大便调。咽部稍充血，扁桃体无肿大，咽后壁淋巴滤泡增生。舌质稍暗，苔薄微腻，脉略滑。

分析与处理：治法不变，进一步巩固疗效，前方微调。

处方：炙麻黄6g，苦杏仁15g，生甘草10g，百部15g，薏苡仁30g，前胡15g，白前15g，法半夏10g，茜草根15g，紫菀15g，牡蛎30g，诃子10g，蝉蜕6g，佛耳草10g。6剂，水煎内服，日1剂，分服。

三诊（2015年7月28日）：病史同前，停药1周后，咳嗽又有反复，受刺激易诱发，夜间亦有咳嗽，口咽偏干，少量白黏痰，大便调。咽部充血，扁桃体无肿大，咽后壁淋巴滤泡增生。舌质稍暗略嫩，苔薄微腻，脉略滑。

分析与处理：前方基础上，加强润燥降气止咳之功。

处方：炙麻黄6g，苦杏仁15g，生甘草10g，百部15g，前胡15g，白前15g，清半夏10g，茜草根15g，紫菀15g，牡蛎30g，佛耳草10g，蕲艾5g，款冬花10g，枇杷叶15g，木蝴蝶10g。6剂，水煎内服，日1剂，分服。

第六节　支气管扩张

病案一

患者卢某，女，55岁，2015年6月5日初诊。

平素状态：慢性肾炎综合征病史及慢性胃炎病史。目前肾功能正常，常在肾病专科门诊中医调治，多以补益脾肾、活血化瘀药方调治。近2年来自觉体弱，易感冒咳嗽。

病史：1个月前外感后咳嗽、咳痰，社区医院查胸片示气管-支气管炎改变，予抗感染治疗，症状有改善，无发热，仍有黄痰，量不多，口干，大便不成形。

查体：双肺未及干、湿啰音，舌质稍红，苔薄腻稍干，脉略滑。

西医诊断：急性气管-支气管炎，慢性胃炎，慢性肾炎综合征。

中医诊断：咳嗽（风热夹湿）。

中医治法：宣肺止咳，疏风清热化湿。

处方：百部15g，白前15g，紫菀15g，前胡15g，蜜炙麻黄6g，生甘草10g，苦杏仁10g，金荞麦30g，浙贝母15g，薏苡仁30g，扁豆花10g，芦根30g，枇杷叶15g。5剂，水煎内服，日1

剂，分服。

二诊（2015年6月12日）：病史同前，药后咳嗽减轻，仍有少许黄痰，口稍干，大便不成形。舌质稍红，苔薄腻稍干，脉略滑。

分析与处理：效不更法，上方基础上微调。

处方：百部15g，白前15g，紫菀15g，蜜炙麻黄6g，前胡15g，生甘草10g，苦杏仁10g，金荞麦30g，浙贝母15g，薏苡仁30g，扁豆花10g，枇杷叶15g，佛耳草15g。7剂，水煎内服，日1剂，分服。

三诊（2015年6月23日）：病史同前，近期来咳嗽减轻未除，黄痰作嗽，口稍干，间中胃脘胀，大便不成形。社区医院查胸片示双肺纹理重。舌质稍红偏淡，苔薄腻，脉细滑。

分析与处理：建议胸部螺旋CT平扫检查。中药在前方清热化痰、宣肺止咳的基础上加强益气制酸和胃之功。

处方：百部15g，白前15g，紫菀15g，蜜炙麻黄6g，前胡15g，生甘草10g，苦杏仁10g，金荞麦30g，浙贝母15g，法半夏10g，海螵蛸15g，煅瓦楞子30g，芦根30g，五指毛桃15g。7剂，水煎内服，日1剂，分服。

四诊（2015年6月30日）：病史同前，胸部CT示左下肺轻度支气管扩张并感染。现仍有黄痰，咳不多，有痰作嗽，间中有少量痰中带血，口稍干，大便不成形。舌质偏红略嫩，苔薄腻，脉细滑。

分析与处理：西医诊断修正为支气管扩张伴感染、慢性胃炎、慢性肾炎综合征。西药口服抗感染；中药在前方基础上，加以活血止血。

处方：百部15g，白前15g，紫菀15g，蜜炙麻黄6g，前胡

15g，生甘草10g，苦杏仁10g，金荞麦30g，法半夏10g，海螵蛸15g，煅瓦楞子30g，芦根30g，三七片5g，仙鹤草30g。7剂，水煎内服，日1剂，分服。

五诊（2015年7月7日）：病史同前，药后痰量明显减少，色转白，自觉体虚，小便偏黄，口干，大便基本成形。舌质淡红嫩，苔白，脉细滑。

分析与处理：痰热得清，气阴不足本虚显现。治当标本兼顾，养阴益气，润肺化痰止嗽。

处方：百部15g，白前15g，紫菀15g，前胡15g，生甘草10g，金荞麦30g，煅瓦楞子30g，芦根30g，玉竹10g，麦冬10g，浙贝母15g，百合15g。7剂，水煎内服，日1剂，分服。

病案二

患者莫某，女，56岁，2014年1月3日初诊。

平素状态：反复咳嗽咳脓痰病史多年，近期曾因合并支气管哮喘在急诊综合病区住院治疗，好转出院。患者哮喘发作期间，对雾化吸入剂过敏，不能耐受。

病史：支扩及哮喘病史同前。近日外感后咳嗽咳痰，伴有活动后喘息，夜间可入睡，咳痰白偏黄，呼吸不畅感，后背怕冷明显，动则汗出，无发热，大便调。

查体：双肺可闻及散在哮鸣音，左肺局部粗湿啰音。舌淡暗，苔薄白腻而干，脉细滑略数。

西医诊断：支气管扩张伴感染，支气管哮喘（中度持续）。

中医诊断：肺络张（素体阳气不足，外邪引动伏痰，外则风寒束表、卫外不固，内则痰浊内阻而化热）。

西医治疗：予乳酸左氧氟沙星分散片口服抗感染，孟鲁司特钠片口服抗炎，茶碱缓释片口可不解痉平喘，共7天。

中医治法：外散风寒，内清痰热，兼以益气通阳固表，宣降肺气而止咳平喘。

处方：蜜炙麻黄6g，苦杏仁15g，生甘草10g，桂枝5g，白芍15g，五指毛桃30g，佛耳草15g，百部15g，紫菀15g，柴胡5g，黄芩5g，海蛤壳30g，麻黄根10g，紫苏子15g，金荞麦30g。5剂，水煎内服，日1剂，分服。

二诊（2014年1月10日）：病史同前，经治疗后症状有改善而未除，咳痰不畅，痰色白带泡，伴有鼻塞流涕，稍有头晕，夜眠差，口稍干苦，嗳气不适，无发热，大便调。舌稍淡暗，苔薄腻微黄，脉细滑。

分析与处理：受凉喘息发作，急诊静脉滴注氨茶碱及地塞米松治疗3天后，喘息明显缓解。现间中咳嗽，继续抗感染3天，抗炎及解痉平喘7天。痰热渐清，伴有脾虚胃失和降，在前方基础上加减。

处方：蜜炙麻黄6g，苦杏仁15g，生甘草10g，白芍15g，佛耳草15g，百部15g，紫菀15g，海蛤壳30g，佛手10g，前胡15g，麦芽15g，茵陈15g，白术15g，代赭石（先煎）30g。7剂，水煎内服，日1剂，分服。

三诊（2014年1月24日）：支扩及哮喘病史同前。药后症状明显改善，期间因再次咳黄白痰，白痰为主，伴活动气气短，纳差，眠差，口干，大便调，后背怕冷。舌淡暗，苔腻微黄白，脉细滑。

分析与处理：西药停抗生素，维持抗炎及解痉平喘口服用药。中药在前法基础上兼调肺脾。

处方：苦杏仁15g，生甘草10g，白芍15g，佛耳草15g，百部15g，紫菀15g，海蛤壳30g，麻黄根10g，炙麻黄6g，五指毛桃30g，薏苡仁30g，桂枝5g，刘寄奴15g，鸡内金10g，茯神15g。6剂，水煎内服，日1剂，分服。

四诊（2014年1月28日）：病史同前，痰转白，精力改善，头痛怕风，醒后口干，大便调。舌淡暗，苔腻微黄白，脉细滑。

分析与处理：前方微调，以固肝肾、助纳气平喘。

处方：前方去茯神，加山萸肉30g。7剂，水煎内服，日1剂，分服。

五诊（2014年2月14日）：天气寒冷，外感后咳嗽咳痰增加，晨起有黄脓痰，白天为白黏痰不易咳出，伴喘息，活动多则气短心悸，无发热，头重，口鼻干，大便调。舌偏暗，苔腻微黄白，脉细滑。

分析与处理：考虑感染反复，在解痉平喘基础上，加用阿米卡星注射液静脉滴注抗感染；中医治法用药大致同前。

六诊（2014年2月18日）：病史同前，经抗感染抗炎后症状有改善，痰转白黏带泡沫，全身怕冷，后背明显，纳不香，大便调。舌淡暗，苔白腻，脉细滑。

分析与处理：西医治疗方案同前，中医加强温阳扶正之功。

处方：苦杏仁15g，生甘草10g，白芍15g，佛耳草15g，百部15g，紫菀15g，海蛤壳30g，麻黄根10g，蜜炙麻黄6g，五指毛桃30g，薏苡仁30g，刘寄奴15g，清半夏10g，桂枝5g，熟附子（先煎）10g。7剂，水煎内服，日1剂，分服。

后继以补肾健脾、和胃降逆、化痰止咳等法调治月余，患者病情稳定。

病案三

患者伍某，女，65岁，2015年2月6日初诊。

平素状态：慢性肾炎综合征病史，长期在肾病专科调补，常以中药温肾填精、活血化瘀为治。近1年来反复咳嗽，咳黄痰，曾有咯血1次，查胸部CT诊断为支气管扩张，遂转诊于肾内科和呼吸专科。平时易疲劳，易手足心热。

病史：近期来仍间中咳黄脓痰，量不多，偶有少量带血色痰，口偏干，大便间中不成形，无发热，纳可，易疲劳，夜间小便频数。有鱼腥草注射液过敏史。

查体：舌稍暗嫩，苔薄白，脉细滑。

西医诊断：支气管扩张并咯血，慢性肾炎综合征。

中医诊断：肺络张（肺肾两虚，痰热伤络）。

中医治法：补益肺肾，清热化痰，兼以止血。

处方：五指毛桃30g，玉竹15g，黄精15g，金荞麦30g，前胡15g，浙贝母15g，百部15g，紫菀15g，生甘草10g，莲须10g，益智仁5g，仙鹤草30g，枸杞子10g，十大功劳叶10g。6剂，水煎内服，日1剂，分服。

二诊（2015年2月13日）：病史同前，总体稳定，精力有改善，仍有少量黄脓痰，偶有少量带血色痰，咽干减轻，大便间中不成形。舌稍暗嫩，苔薄，脉细滑。

分析与处理：前方基础上，减补益肺肾之力，余法同前。

处方：五指毛桃15g，玉竹15g，金荞麦45g，前胡15g，浙贝母15g，百部15g，紫菀15g，生甘草10g，仙鹤草30g，十大功劳叶10g，百合15g，佛耳草15g，白前15g。6剂，水煎内服，日

1剂，分服。

三诊（2015年2月17日）：病史同前，药未尽剂，黄脓痰虽有减少，近2天午后自觉五心烦热，体温37.2℃，傍晚后自测体温则降至36℃左右，体温超37℃，则觉疲乏不适，五心烦热，口偏干，大便基本调。形舌稍暗嫩，苔薄，脉弦偏滑。

分析与处理：中医证属邪伏阴分，阴虚燥热，治以清退余邪、养阴除烦。

处方：玉竹10g，金荞麦45g，前胡15g，浙贝母15g，百部15g，紫菀15g，生甘草10g，仙鹤草30g，十大功劳叶15g，百合15g，佛耳草15g，白前15g，银柴胡10g，秦艽10g，青蒿（后下）10g。6剂，水煎内服，日1剂，分服。

四诊（2015年3月6日）：病史同前，症情无加重，间中咳少量黄脓痰，午后自觉低热感，体温最高不超过37.4℃。口偏干，大便间中不成形。舌稍暗嫩，苔薄，脉细滑。

分析与处理：查胸部CT，除外结核等感染可能。中医治法同前，中药稍加减。

处方：金荞麦45g，前胡15g，浙贝母15g，百部15g，紫菀15g，生甘草10g，仙鹤草30g，十大功劳叶15g，百合15g，银柴胡10g，秦艽10g，青蒿（后下）10g，竹茹15g。6剂，水煎内服，日1剂，分服。

五诊（2015年3月13日）：病史同前，近日复查胸部CT，结果示右上肺、右中肺、左上肺舌段、左下肺外基底段支扩，右上肺前段淡薄结节。支扩范围及右上肺结节情况与2014年2月CT相比大致相同。现午后发发热感较前减轻，间中咳灰白或黄白痰，无咯血，晨起口咽干，大便调。

分析与处理：前方基础上加强清退虚热之功。

处方：金荞麦30g，前胡15g，浙贝母15g，百部15g，紫菀15g，生甘草10g，百合15g，醋鳖甲（先煎）15g，青蒿（后下）10g，银柴胡10g，仙鹤草30g，十大功劳叶10g，地骨皮15g。4剂，水煎内服，日1剂，分服。

六诊（2015年3月20日）：症情稳定，咳灰白或黄白痰，下午发热感进一步减轻，仍有波动。舌质稍暗略淡，苔薄白，脉细。

分析与处理：效不更方，继续用前方5剂。

七诊（2015年3月27日）：病史同前，近日体温基本不超37℃，相关不适症状基本缓解，睡醒后咽喉不适感，咳痰灰白或黄白痰同前，量少，无咯血，大便调，小便偏多。舌质稍暗略淡，苔薄白，脉细。

分析与处理：前方基础上适当补益肺气以善后。

处方：金荞麦30g，前胡15g，百部15g，紫菀15g，生甘草10g，百合15g，银柴胡10g，仙鹤草30g，地骨皮15g，知母15g，竹茹15g，五指毛桃15g。6剂，水煎内服，日1剂，分服。

病案四

患者张某，女，75岁，2014年3月14日初诊。

平素状态：外感后易咳嗽、咳痰多年，间中痰多，白痰为主，间中黄痰，无咯血史。诊断支扩病史。平时饮食不节易胃脘不适，反酸；易咽喉不适。既往诊断为慢性胃炎、慢性胃炎。

病史：现痰不多，干咳为主，无发热，口干，口苦，大便调。易胃脘胀，伴有嗳气。胸部CT示双肺炎症（间质性为主），右肺上叶后段、右肺下叶背段、左肺上叶舌段支扩并感染；双侧胸膜增厚。否认药物过敏史。

查体：舌质稍暗，苔黄白腻而干，脉细滑。

西医诊断：支气管扩张，慢性胃炎，慢性咽炎。

中医诊断：咳嗽（素体痰浊瘀阻，肝胆郁热，肺胃失降）。

中医治法：通降肺胃，疏利肝胆，清热化瘀。

处方：金荞麦30g，浙贝母15g，牡蛎30g，苦杏仁15g，生甘草10g，黄连6g，海螵蛸15g，茵陈15g，麦芽15g，荷叶10g，丹参15g，路路通10g，紫苏梗10g，法半夏10g，麦冬10g。7剂，水煎内服，日1剂，分服。

二诊（2014年3月21日）：病史同前，药后口苦减少，痰少，咳少，间中胃脘胀，伴有嗳气，大便调。舌质暗，苔薄黄白腻，脉细滑。

分析与处理：治法同前，前方稍加减。

处方：金荞麦30g，浙贝母15g，牡蛎30g，苦杏仁15g，生甘草10g，黄连6g，海螵蛸15g，丹参15g，路路通10g，法半夏10g，玉竹10g，茜草15g。7剂，水煎内服，日1剂，分服。

三诊（2014年3月28日）：病史同前，近日期咽喉不适欲作咳，偶有反酸，间中胃脘胀伴有嗳气，口稍干，大便调。舌质暗，苔黄白腻而干，脉细滑。

分析与处理：加强舒利肝胆、通降肺胃之功。

处方：柴胡5g，黄芩5g，法半夏10g，黄连6g，吴茱萸3g，浙贝母15g，海螵蛸15g，煅瓦楞子30g，金荞麦30g，生甘草5g，降香6g，前胡15g，白前10g，紫菀15g。7剂，水煎内服，日1剂，分服。

四诊（2014年4月18日）：支扩、慢性咽炎、慢性胃炎病史。现症状稳定，偶咳少量黄白黏痰，咽中有痰作痒而咳，稍有口干、口苦，大便调。舌质偏暗，苔薄白偏腻，脉细滑。

分析与处理：以平调肺胃为主。

处方：金荞麦45g，浙贝母15g，苦杏仁15g，生甘草10g，海螵蛸15g，丹参15g，法半夏10g，前胡15g，白前15g，有瓜石斛15g，紫菀15g，芦根15g，百部15g，黄连3g，吴茱萸3g。6剂，水煎内服，日1剂，分服。

病案五

患者刘某，男，73岁，2014年2月7日初诊。

平素状态：反复咳嗽、咳痰多年，近期因咯血入院治疗，诊断为支气管扩张并咯血，经抗感染、化痰止咳、止血等治疗，好转出院。高血压病史10余年，近年来规律维持降血压（硝苯地平控释片）治疗，血压控制可。

病史：现痰不多，稍黄白，无咯血，口干，纳不香，大便调。否认药物过敏史。

查体：舌质淡红，苔薄微黄白而干，脉细滑。

西医诊断：支气管扩张，高血压。

中医诊断：咳嗽（痰热内郁，肺胃阴伤）。

中医治法：清化痰热，兼养阴和胃。

处方：玉竹15g，百合15g，前胡15g，紫菀15g，枇杷叶15g，浙贝母15g，金荞麦30g，白芷5g，芦根15g，海蛤壳30g，百部15g，麦芽15g，鸡内金10g。7剂，水煎内服，日1剂，分服。

二诊（2014年2月21日）：病史同前，药后痰少，纳增加，近日眠差，易醒多梦，口干，无咯血。舌质淡红稍嫩，苔薄微黄白，脉细滑略弦。

分析与处理：前法基础上加平肝潜阳之品，兼以安神。

处方：玉竹15g，百合15g，前胡15g，紫菀15g，枇杷叶15g，浙贝母15g，金荞麦30g，芦根15g，海蛤壳30g，百部15g，麦芽15g，天麻10g，珍珠母30g，夜交藤30g。7剂，水煎内服，日1剂，分服。

三诊（2014年3月7日）：支扩病史同前，纳可，间中有咳嗽，痰少，口干，大便干。舌质淡红稍嫩，苔薄，脉细滑。

分析与处理：平调肺胃，兼以润肠通便。

处方：玉竹15g，百合15g，前胡15g，紫菀15g，枇杷叶15g，浙贝母15g，金荞麦15g，芦根15g，百部15g，麦芽15g，火麻仁30g，麦冬10g。7剂，水煎内服，日1剂，分服。

四诊（2014年3月14日）：支扩病史同前。昨日咽痛，伴有鼻塞，无发热，有咳嗽，无痰咳出，口不干，大便调。咽部充血，扁桃体无肿大，咽后壁淋巴滤泡增生。舌质稍嫩，苔薄白，脉细滑。

西医诊断：急性上呼吸道感染，支气管扩张，高血压。

中医诊断：感冒（肺胃阴伤，痰浊内阻，风邪袭肺，肺卫失宣），肺络张（肺胃阴伤，痰浊内阻）。

治法：辛散风邪，宣降肺卫，兼以化痰养阴。

处方：前胡15g，紫菀15g，枇杷叶15g，浙贝母15g，金荞麦15g，芦根15g，百部15g，贯众30g，玄参10g，法半夏10g，白芷10g，紫苏叶10g，蜜炙麻黄6g，生甘草10g。7剂，水煎内服，日1剂，分服。

五诊（2014年3月21日）：支扩病史同前。近日外感，药后咽痛、鼻塞缓解，咽中有痰，咳少量白黏痰，口稍干，大便偏干。舌质稍嫩，苔薄微腻，脉细滑。

分析与处理：外感已愈，内伤犹存，继续清肃痰浊，通调肺肠。

处方：前胡15g，紫菀15g，枇杷叶15g，浙贝母15g，金荞麦15g，海蛤壳30g，百部15g，玄参10g，蜜炙麻黄6g，生甘草10g，紫苏子15g，柏子仁10g，佛耳草15g。7剂，水煎内服，日1剂，分服。

病案六

患者房某，女，62岁，2014年9月12日初诊。

平素状态：支气管扩张多年，平时咳黄白脓痰，间中咯血，近半年来基本每月咯一次血，量或多或少，最近在8月咯血1次，量不多。

病史：近日再次咳黄痰，量增多，伴有咽痒，口稍干，二便调。

查体：舌偏暗红，苔薄微黄白，脉细滑。

西医诊断：支气管扩张。

中医诊断：咳嗽（痰热内郁，肺络受损）。

中医治法：清化痰热，修补肺络。

处方：三七片5g，金荞麦30g，浙贝母15g，紫菀15g，前胡15g，苦杏仁15g，生甘草10g，百部15g，石韦15g，金礞石（先煎）30g，沉香（后下）1g，芦根30g，柏子仁15g。3剂，水煎内服，日1剂，分服。

二诊（2014年9月26日）：病史同前，上方服3剂，自行再原方服用7剂，症状明显改善，痰量减少，色转黄白，无咯血，咽仍有不适，间中咽痒干咳，口不干，二便调。舌偏暗，苔薄微腻，脉细滑。

分析与处理：痰热得清，前方基础上基础调理。

处方：三七片5g，金荞麦30g，浙贝母15g，紫菀15g，前胡15g，苦杏仁15g，生甘草10g，百部15g，石韦15g，芦根30g，佛耳草15g，冬瓜子15g。3剂，水煎内服，日1剂，分服。

三诊（2014年10月10日）：病史同前，再次自服前方1周，现症状明显改善，1月余无咯血，少量白痰，间中胃脘不适作呕感，二便调。舌偏暗，苔薄微腻，脉细滑。

分析与处理：前方基础上，兼调脾胃。

处方：三七片5g，金荞麦30g，浙贝母15g，紫菀15g，前胡15g，苦杏仁15g，生甘草10g，百部15g，芦根15g，佛耳草15g，白前15g，枇杷叶15g，海螵蛸15g。3剂，水煎内服，日1剂，分服。

四诊（2014年10月17日）：病史同前，近日痰中偶带血色，无明显咯血，痰少，咽痒作咳已缓解，偶胃脘不适作呕感，大便偏不成形。舌偏暗，苔薄白微腻，脉细滑。

分析与处理：痰热不显，受损肺络仍未复，继以修补肺络。

处方：三七片5g，金荞麦30g，浙贝母15g，紫菀15g，前胡15g，生甘草5g，百部15g，佛耳草15g，白前15g，海螵蛸15g，艾叶炭5g，柏子仁10g，白及末（冲服）2g。7剂，水煎内服，日1剂，分服。

五诊（2014年10月28日）：病史同前，药后一直无咯血，咽喉气管不适有痰感，黄白黏痰，量少，口咽干，大便基本调。舌偏暗稍嫩，苔薄微腻，脉细。

分析与处理：肺络修补暂停，加强养阴润燥之功。

处方：金荞麦30g，浙贝母15g，紫菀15g，前胡15g，生甘草5g，百部15g，白前15g，海螵蛸15g，柏子仁10g，百合15g，玄参15g，麦冬10g，桔梗10g，苦杏仁15g，海蛤壳30g。7剂，水煎内服，日1剂，分服。

六诊（2014年11月7日）：病史同前，药后已2个月无咯血，天气转凉，自行稍进补益而咽喉不适，咽中咳痰白，间中深部咳痰黄，口不干，大便基本调。舌偏暗稍嫩，苔薄微腻，脉细滑。

分析与处理：患者总体已趋于稳定，继续平调以善后。

处方：金荞麦30g，浙贝母15g，紫菀15g，前胡15g，生甘草5g，百部15g，白前15g，海螵蛸15g，玄参15g，苦杏仁15g，海蛤壳30g，法半夏15g，佛耳草15g，仙鹤草30g，玉竹10g。7剂，水煎内服，日1剂，分服。

病案七

患者黄某，女，74岁，2013年8月6日初诊。

平素状态：风湿性心脏病史多年，近年咳嗽咳痰增多，近期因咯血入院，胸部CT发现支气管扩张，预抗感染及化痰止咳、止血治疗好转出院。

病史：现间中咳嗽，咽喉中异物感，晨起有痰，色白，口稍干，大便调。

查体：咽部充血，扁桃体不大，咽后壁淋巴虑泡增生。舌淡嫩稍暗，苔薄，脉细滑。

西医诊断：支气管扩张，风湿性心脏病，慢性咽炎。

中医诊断：咳嗽（痰浊内阻，气阴不足）。

中医治法：化痰散结，兼以养阴润燥。

处方：紫菀15g，百部15g，炙枇杷叶15g，前胡15g，玉竹10g，佛耳草15g，白及10g，牡蛎30g，茜草15g，橘核15g，苦杏仁15g，生甘草10g。4剂，水煎内服，日1剂，分服。

二诊（2013年8月9日）：病史同前，药后咳嗽及咳痰减少，口稍干，大便调。舌淡嫩稍暗，苔薄稍干，脉细滑。

分析与处理：前方基础上加强养阴润燥之功。

处方：紫菀15g，百部15g，炙枇杷叶15g，前胡15g，玉竹10g，佛耳草15g，白及10g，牡蛎30g，茜草15g，橘核15g，苦杏仁15g，生甘草10g，麦冬10g。7剂，水煎内服，日1剂，分服。

三诊（2013年8月16日）：病史同前，现咳嗽不多，咳少量白黏痰，口不干，大便调。舌淡嫩稍暗，苔薄，脉细滑。

分析与处理：前方基础上适当增加补益肺脾之功。

处方：紫菀15g，百部15g，炙枇杷叶15g，前胡15g，玉竹10g，佛耳草15g，牡蛎30g，橘核15g，苦杏仁15g，生甘草10g，莲子30g，五指毛桃15g。7剂，水煎内服，日1剂，分服。

四诊（2013年8月23）：病史同前，现症情稳定，咳嗽及痰少，口不干，大便调。舌淡嫩稍暗，苔薄，脉细滑。

分析与处理：继续平补肺脾、化痰散结以巩固疗效。

处方：前方基础加仙鹤草30g，7剂，水煎内服，日1剂，分服。

病案八

患者余某，男，38岁，2010年7月2日初诊。

平素状态：双肺多发支扩，间中咯血，自觉体虚易感冒，感冒后常咳黄脓痰，活动晚易多汗。

病史：近期因支扩并感染住院治疗好转出院，现无咯血，痰量减少，色黄白，活动后气不顺感，咽稍干，大便调。否认药物过敏史。

查体：舌质暗红嫩，苔薄腻，脉细滑。

西医诊断：支气管扩张。

中医诊断：咳嗽（痰热伤络，气阴两伤）。

中医治法：清化痰热以祛邪，益气养阴而固本。

处方：金荞麦30g，紫菀15g，芦根30g，冬瓜子30g，玉竹15g，生甘草10g，浙贝母15g，仙鹤草30g，法半夏10g，田七末（冲）1.5g，太子参10g，天竺黄10g。5剂，水煎内服，日1剂，分服。

二诊（2010年7月16日）：病史同前，药后症减，患者自行用前方再服7剂，无咯血，痰量减少，色黄白，不耐疲劳，口稍干，大便调。舌质稍暗嫩，苔薄腻，脉细。

分析与处理：前方基础上，加强补虚清热之功。

处方：金荞麦30g，紫菀15g，芦根30g，冬瓜子30g，玉竹15g，生甘草10g，浙贝母15g，仙鹤草45g，法半夏10g，太子参10g，天竺黄10g，十大功劳叶10g，薏苡仁30g。7剂，水煎内服，日1剂，分服。

三诊（2010年7月23日）：病史同前，症状平稳，精力改善，疲乏减少，间中生口疮，大便调。舌质稍暗红嫩，苔薄腻，脉细。

分析与处理：前方基础上稍减轻补益之功。

处方：金荞麦30g，紫菀15g，芦根30g，冬瓜子30g，玉竹15g，生甘草10g，浙贝母15g，仙鹤草45g，法半夏10g，天竺黄10g，十大功劳叶15g，珍珠母30g，柏子仁10g。7剂，水煎内服，日1剂，分服。

病案九

患者赵某，女，60岁，2012年11月6日初诊。

平素状态：支气扩张病史10余年，反复咳黄痰，间中咯血，半个月前查胸部CT示左下肺支扩、双肺多发肺大疱，肺功能：混合性通气功能障碍。外院诊断考虑肺功能减退，手术治疗风险大，未行肺减容手术治疗，要求中医药调治。

病史：咳黄脓痰，无发热，无咯血，间中喷嚏，口偏干，活动后气短，大便调。否认药物过敏史。

查体：舌质稍暗淡，苔薄黄腻偏干，脉细滑。

西医诊断：支气管扩张，肺大疱。

中医诊断：咳嗽（痰热壅肺，肺肾两虚）。

中医治法：清化痰热，兼以补虚固本。

处方：金荞麦30g，芦根30g，冬瓜仁30g，仙鹤草30g，十大功劳叶15g，三七片5g，珍珠母30g，青黛粉（包煎）3g，栀子10g，柏子仁15g，玉竹15g，生甘草10g，金礞石（先煎）30g，竹茹15g，百部15g。7剂，水煎内服，日1剂，分服。

二诊（2012年11月13日）：家属代诉：病史同前，药后咳痰转白，量有所减少，眠差。活动后气短。否认药物过敏史。

分析与处理：痰热得清，本虚明显，前方基础上加减。

处方：芦根30g，冬瓜仁30g，金荞麦30g，仙鹤草30g，十大功劳叶15g，三七片5g，珍珠母30g，栀子10g，柏子仁15g，玉竹15g，生甘草10g，竹茹15g，百部15g，佛耳草15g，百合15g。7剂，水煎内服，日1剂，分服。

三诊（2012年11月20日）：病史同前，现症状较稳定，间中又有黄痰，口偏干，活动后气短同前。舌质稍暗红，苔薄偏腻，脉略滑。

分析与处理：清热痰热，修补肺络，补益肺肾。

处方：金荞麦30g，三七片10g，浙贝母15g，牡蛎30g，百部30g，紫菀15g，天竺黄10g，薏苡仁30g，生甘草10g，玉竹15g，黄精15g，青黛粉（冲）3g，半枝莲30g。30剂，水煎内服，日1剂，分服。

四诊（2012年12月18日）：家属代诉：痰较前减少，易感冒，间中流涕。近日外感，怕风，伴鼻塞，痰黄白，量不多，大便调。

分析与处理：支扩基础上上感，属内有本虚痰热，外有风寒，治当内外兼顾。

处方：金荞麦30g，浙贝母15g，牡蛎30g，百部30g，紫菀15g，薏苡仁30g，生甘草10g，玉竹15g，贯众30g，羌活5g，白芷10g，防风15g，紫苏叶10g，桑叶10g。3剂，水煎内服，日1剂，分服。

病案十

患者布某，女，79岁，2013年2月19日初诊。

平素状态：支扩及肺曲菌球病史。近期因支扩并感染，呼吸衰竭入院治疗好转出院。

病史：现咳嗽，痰少，活动后气短，无咯血，怕冷，口干而黏腻感，不欲饮，纳不香，无肢肿，大便不成形而不畅。

查体：舌质淡暗，苔薄腻微黄白，脉略滑。

西医诊断：支气管扩张，肺曲菌球病。

中医诊断：咳嗽（肺肾阳虚，湿浊内蕴而化热）。

中医治法：温通肺肾，清化湿浊。

处方：蜜炙麻黄6g，苦杏仁15g，生甘草10g，熟附子（先煎）6g，五指毛桃30g，薏苡仁30g，路路通10g，马齿苋20g，荷叶15g，黄连3g，肉桂1g，紫苏子15g，紫菀15g。7剂，水煎内服，日1剂，分服。

二诊（2013年3月26日）：家属代诉：支扩及肺曲菌球病史。药后症情改善，现间中咳嗽，痰少色白，气短，纳一般，大便基本调。

分析与处理：阳气得通，肾不纳气作咳，前方基础加减。

处方：蜜炙麻黄6g，苦杏仁15g，生甘草10g，五指毛桃30g，路路通10g，马齿苋20g，紫苏子15g，紫菀15g，生山萸肉30g，紫石英30g，三七片5g，茜草15g。6剂，水煎内服，日1剂，分服。

三诊（2013年4月2日）：病史同前，症状稳定，痰少，偶咳，活动后气促同气，纳可，口不干，大便调。舌质偏淡暗嫩，苔薄腻，脉细，重按无力。

分析与处理：效不更方，继服前方调理巩固。

第七节　变应性咳嗽

病案一

患者凌某，女，44岁，2015年4月14日初诊。

平素状态：慢性鼻炎病史。

病史：近3~4个月来反复咽喉不适而咳嗽，咳少量白黏痰，伴有鼻塞打喷嚏，夜间有咳嗽，怕吹空调。小便不畅感。数年前因咳嗽曾做支气管激发试验，未见明显异常。2个月前胸片提示支气管炎改变。

查体：舌质稍淡，苔薄腻，脉细滑。

西医诊断：咳嗽（未除外咳嗽弈异性哮喘），慢性鼻咽炎。

中医诊断：咳嗽（风寒饮邪伏肺，肺失宣降）。

中医治法：外散风寒，内蠲饮邪。

处方：炙麻黄6g，苦杏仁15g，生甘草10g，前胡15g，白前15g，艾叶10g，桂枝10g，白芍15g，五指毛桃30g，苏子15g，细辛3g，干姜10g，五味子5g，法半夏10g。7剂，水煎内服，日1剂，分服。

二诊（2015年4月21日）：病史同前，药后咳嗽频率有减轻，喷嚏少，夜间阵发咳嗽，口稍干，小便仍有不畅感。舌质稍淡，苔薄腻，脉细滑。

分析与处理：行支气管激发试验。前方基础上增加敛肺止咳之功。

处方：炙麻黄6g，苦杏仁15g，生甘草10g，前胡15g，白前15g，艾叶10g，桂枝10g，白芍15g，五指毛桃30g，苏子15g，五味子5g，法半夏10g，诃子10g，麻黄根10g，山萸肉15g。7剂，水煎内服，日1剂，分服。

三诊（2015年4月28日）：病史同前，复查支气管激发试验阴性。药后咳嗽明显缓解，间中咳，少量白痰，大便调。舌质稍淡，苔薄腻，脉细滑。

分析与处理：排除咳嗽变异性哮喘，考虑变应性咳嗽。前方基础上微调。

处方：炙麻黄5g，苦杏仁15g，生甘草10g，前胡15g，白前15g，艾叶10g，桂枝5g，白芍15g，五指毛桃30g，苏子15g，五味子5g，法半夏10g，诃子10g，麻黄根10g，佛耳草15g，款冬花10g。3剂，水煎内服，日1剂，分服。

病案二

患者陈某，女，35岁，2007年11月14日初诊。

平素状态：反复咳嗽3年。

病史：反复咳嗽3年余，干咳为主，间中咳少量白黏痰，咽痒作咳，或闻及刺激性气味可诱发，间中鼻塞、打喷嚏，夜间亦有咳嗽，受凉后症状易反复，查胸片心肺未见异常。间中口干，大便偏少。

查体：咽部稍充血，扁桃体无肿大。舌质稍淡，苔薄白，脉寸细滑。

西医诊断：慢性咳嗽；变应性咳嗽？

中医诊断：咳嗽（营卫不和，表气不固，风邪扰肺）。

中医治法：和营固表，散风利肺。

处方：炙麻黄6g，苦杏仁10g，生甘草10g，防风15g，艾叶10g，百部15g，炙枇杷叶15g，石决明30g，白蒺藜15g，桂枝5g，白芍15g，沙参15g，牛蒡子15g。5剂，水煎内服，日1剂，分服。

二诊（2007年11月21日）：病史同前，服药后症状有改善，饮食不慎则反复，干咳无痰，吹冷风则咳嗽加重，稍有口干，大便调。舌质淡红，苔薄白，脉寸细滑。

分析与处理：行支气管激发试验进一步明确。中药在前方基础上加强固表散风之功。

处方：炙麻黄6g，苦杏仁10g，生甘草10g，防风15g，艾叶10g，百部15g，炙枇杷叶15g，桂枝10g，白芍15g，款冬花15g，苏子15g，太子参30g，射干10g，蝉蜕6g，乌梅5g。6剂，水煎内服，日1剂，分服。

三诊（2007年11月30日）：病史同前，支气管激发试验阴性。前方治疗后咳嗽减轻，咽喉敏感，受刺激易咳嗽，夜间咳嗽少，口稍干，大便调。舌质淡红稍嫩，苔薄白，脉寸细滑。

分析与处理：诊断考虑变应性咳嗽，前方取效，微调。

处方：炙麻黄6g，苦杏仁10g，生甘草10g，防风15g，艾叶5g，百部15g，炙枇杷叶15g，桂枝5g，白芍10g，款冬花15g，太子参15g，射干10g，蝉蜕6g，乌梅10g，沙参15g。5剂，水煎内服，日1剂，分服。

病案三

患者唐某，男，48岁，2007年8月29日初诊。

平素状态：平时易感冒，受凉后易鼻塞。

病史：平时易感冒，受凉后易鼻塞，近1个月来间中咳嗽，干咳无痰，进食偏凉食物或吹冷气易诱发咳嗽，口不干，大便调。

查体：舌质稍淡，苔薄白，脉稍细。

西医诊断：变应性咳嗽可能。

中医诊断：咳嗽（虚寒之体合风寒之邪，肺失宣敛）。

中医治法：温阳散寒，宣敛肺气。

处方：熟附子（先煎）15g，党参15g，防风15g，牡蛎30g，艾叶10g，款冬花15g，辛夷花（包煎）10g，桂枝10g，白芍15g，黄芩10g，生甘草10g，细辛3g，五味子5g。4剂，水煎内服，日1剂，分服。

二诊（2007年9月5日）：病史同前，药后咳嗽明显改善，间中干咳，吹空调或夜间咳嗽阵发，口不干，大便调。舌质淡红，苔薄白，脉稍细。

分析与处理：前方基础上加强平肝息风之功。

处方：熟附子（先煎）15g，党参15g，防风15g，艾叶10g，辛夷花（包煎）10g，款冬花15g，白芍15g，黄芩10g，生甘草10g，细辛3g，五味子5g，当归10g，石决明30g，白蒺藜15g。5剂，水煎内服，日1剂，分服。

三诊（2007年9月28日）：病史同前，咳嗽基本稳定，近日过节进食偏滋腻，又有咳嗽，痰不多，大便调。舌质稍红，苔薄白，脉略滑。

分析与处理：阳气得复，风邪不重，继续平调肝肺。

处方：防风15g，艾叶10g，白芍15g，黄芩10g，生甘草10g，五味子5g，石决明30g，白蒺藜15g，太子参15g，炙麻黄6g，苏子15g，葛根15g，柴胡10g。4剂，水煎内服，日1剂，分服。

病案四

患者李某，男，67岁，2011年8月26日初诊。

平素状态：颈椎病史。

病史：春节感冒后咳嗽迁延至6月基本缓解。近日天气转凉咳嗽又有反复，咽痒干咳，热则汗多，冷则咳嗽，无鼻塞及喷嚏，无嗳气及反酸。口不干，大便调。否认药物过敏史。

查体：咽部充血，扁桃体无肿大。舌质稍淡，苔薄白微黄腻，脉偏细。

西医诊断：变应性咳嗽。

中医诊断：咳嗽（阳虚营卫不和，肺失宣降）。

中医治法：温阳和营，宣降肺气。

处方：麻黄根10g，熟附子（先煎）10g，细辛3g，白芍15g，防风15g，桂枝5g，桑枝15g，紫苏子15g，艾叶10g，前胡15g，山萸肉30g，百部15g，紫菀15g，炙枇杷叶15g，石韦15g。6剂，水煎内服，日1剂，分服。

二诊（2011年9月2日）：病史同前，药后咳嗽改善明显，寒凉耐受力有所增强。口不干，大便调。舌质稍淡，苔薄白微黄腻，脉偏细。

分析与处理：效不更方。

处方同前，12剂，水煎内服，日1剂，分服。

三诊（2011年9月16日）：病史同前，药后咳嗽缓解大半，受风寒仍可诱发咳嗽，受热汗出减少，口不干，大便调。舌质稍淡，苔薄白微腻，脉偏细。

分析与处理：治法不变，微调寒温。

处方：麻黄根10g，熟附子（先煎）10g，白芍15g，防风15g，桂枝5g，桑枝15g，紫苏子15g，艾叶10g，前胡15g，山萸肉30g，百部15g，紫菀15g，炙枇杷叶15g，木瓜10g。12剂，水煎内服，日1剂，分服。

病案五

患者陈某，女，38岁，2011年11月1日初诊。

平素状态：健康。

病史：2个月前咽痛后转为咳嗽迁延至今，查胸片及胸部CT未见异常，痰少，无鼻塞打喷嚏，夜间无咳嗽，间中气上冲而阵发咳嗽，大便偏干。否认药物过敏史。

查体：舌质淡红，苔薄微黄腻，脉略细滑。

西医诊断：咳嗽（变应性？）。

中医诊断：咳嗽（风邪阻窍而干肺）。

中医治法：散风利咽止咳。

处方：炙麻黄6g，苦杏仁15g，生甘草10g，百部15g，紫菀15g，炙枇杷叶15g，射干10g，胖大海10g，款冬花10g，木蝴蝶10g，浙贝母15g，防风15g，白前10g。5剂，水煎内服，日1剂，分服。

二诊（2011年11月8日）：病史同前，药后症状改善不明显，咽中有痰，气往上冲而咳嗽，咳少量白黏痰，大便偏干。咽部稍充血，扁桃体无肿大，咽后壁淋巴滤泡稍增生。舌质淡红，苔薄微腻，脉略细滑。

分析与处理：前方基础上加强通降敛肺之功。

处方：炙麻黄6g，苦杏仁15g，生甘草10g，百部15g，紫菀15g，胖大海10g，木蝴蝶10g，艾叶10g，山萸肉15g，紫苏子15g，石决明30g，荔枝核30g，瓜蒌仁15g。5剂，水煎内服，日1剂，分服。

另处方免煎颗粒外出冲服：苦杏仁颗粒1袋，生甘草颗粒2袋，百部颗粒1袋，前胡颗粒1袋，白前颗粒1袋，荔枝核颗粒1袋，法半夏颗粒1袋，枇杷叶颗粒1袋，浙贝母颗粒1袋，橘红颗粒1袋，决明子颗粒1袋。4剂，冲服，日1剂，分服。

三诊（2011年11月22日）：病史同前，药后咳嗽明显减轻，近期出差后咳嗽又有反复，咽喉受刺激易诱发，痰白易咳出，口干不明显，大便偏干。舌质淡红，苔薄，脉略细滑。

分析与处理：前方基础上，加强润燥敛肺止咳之功。

处方：炙麻黄6g，苦杏仁15g，生甘草10g，百部15g，紫菀15g，木蝴蝶10g，艾叶10g，紫苏子15g，白芍15g，诃子10g，佛耳草15g，法半夏10g，百合30g。6剂，水煎内服，日1剂，分服。

四诊（2011年11月29日）：病史同前，咳嗽已缓解，口不干，眠不实，大便调。舌质淡红，苔薄，脉细滑。

分析与处理：平调肝肺，巩固疗效。

处方：苦杏仁15g，生甘草10g，百部15g，紫菀15g，白芍15g，百合30g，柴胡10g，前胡15g，珍珠母30g，防风15g，石菖蒲10g，山萸肉15g，合欢花10g。5剂，水煎内服，日1剂，分服。

五诊（2011年12月6日）：咳嗽已缓解，咽喉无明显不适，刺激性气味间中诱发干咳，口稍干，大便调。舌质淡红，苔薄，脉细略滑。

分析与处理：前方微调以善后。

处方：苦杏仁15g，生甘草10g，百部15g，紫菀15g，白芍15g，百合30g，珍珠母30g，防风15g，山萸肉15g，续断15g，木蝴蝶10g，玉竹15g，仙鹤草15g。5剂，水煎内服，日1剂，分服。

病案六

患者陈某，女，47岁，2015年6月2日初诊。

平素状态：近1年来，月经已不规则，间中烘热汗出，多梦，受干扰难入睡。

病史：近1年来自觉吹空调受凉后可诱发咳嗽，伴有气不顺感，无喘鸣。平时感冒少，一般活动无气促，夜间无症状。

无鼻塞及喷嚏，无反酸及嗳气，口偏干，大便偏不成形。间中烘热汗出，间中难入睡，梦多。支气管激发试验阴性。

查体：舌质稍淡嫩，苔薄微腻，脉细略滑。

西医诊断：咳嗽（变应性？），围绝经期综合征。

中医诊断：咳嗽（气阴不足，阴阳不调，卫外不固）。

中医治法：补益气阴，调和阴阳，通畅气机。

处方：麻黄根10g，苦杏仁15g，生甘草10g，前胡15g，白前15g，太子参10g，糯稻根30g，玉竹10g，黄连6g，马齿苋30g，珍珠母30g，郁金10g，乌药10g。5剂，水煎内服，日1剂，分服。

二诊（2015年6月9日）：病史同前，药后咳嗽明显改善，间中吹空调又有反复，咽痒稍干作咳。间中心悸，烘热汗出，眠有改善。舌质稍淡嫩，苔薄微腻，脉细略滑。

分析与处理：前方基础上微调。

处方：麻黄根10g，苦杏仁15g，生甘草10g，前胡15g，白前15g，太子参10g，糯稻根30g，马齿苋30g，珍珠母30g，款冬花10g，百部15g，柏子仁15g。5剂，水煎内服，日1剂，分服。

病案七

患者陈某，女，45岁，2007年7月11日初诊。

平素状态：反复咳嗽1年。

病史：1年前感冒后咳嗽，迁延至今，夜间无咳嗽，睡前及晨起咽痒作咳，干咳无痰，无鼻塞，口不干，大便调。否认药物过敏史。胸片无异常，肺功能正常，支气管激发试验阴性。

查体：舌质胖，苔薄白，脉稍滑。

西医诊断：变应性咳嗽。

中医诊断：咳嗽（阳虚不耐风邪，风邪扰肺）。

中医治法：内温阳气，外散风邪。

处方：炙麻黄6g，苦杏仁10g，生甘草10g，艾叶10g，百部15g，木蝴蝶10g，防风15g，蝉蜕6g，乌梅10g，紫苏子15g，石决明30g，桂枝10g，白芍15g，射干10g，川椒3g。2剂，水煎内服，日1剂，分服。

二诊（2007年7月13日）：病史同前，服药后晨起咳嗽减轻，睡前及下午咳嗽同前，干咳无痰，无鼻塞，口不干，大便调。舌质胖淡红，苔薄白，脉稍滑。

分析与处理：前方基础上，加强填精补肾通阳之功。

处方：桔梗10g，防风15g，白芍15g，川椒3g，玄参15g，牡蛎30g，法半夏15g，苏梗15g，郁金10g，杜仲10g，狗脊15g，川断15g，鹿角胶15g，红花5g，乌梅10g，牛蒡子15g。3剂，水煎内服，日1剂，分服。

病案八

患者叶某，女，81岁，2006年9月27日初诊。

平素状态：长期吸烟，易咽干，无其他慢性病史。

病史：反复咳嗽4个月，曾做胸片未见异常，现干咳无痰，咽稍痒，胸前气管部位不适则咳嗽，夜间咳嗽稍多，口干，大便调。否认药物过敏史。

查体：咽部稍充血，扁桃体无肿大。舌质嫩偏红，苔薄而干，脉略滑。

西医诊断：咳嗽（变应性咳嗽？）。

中医诊断：咳嗽（风热伏邪扰肺）。

中医治法：宣散风热，敛降肺气。

处方：炙麻黄6g，苦杏仁10g，生甘草10g，沙参15g，桑叶15g，菊花15g，乌梅5g，艾叶5g，百部15g，防风15g，蝉蜕6g，忍冬藤30g，牛蒡子15g，白前10g，苏梗15g。5剂，水煎内服，日1剂，分服。

二诊（2006年10月2日）：病史同前，药后咳嗽减轻，仍间中干咳无痰，咳嗽常因激动或是活动后诱发咳嗽，咽不痒，口稍干，大便调，小便稍黄。舌质淡红嫩，苔薄白，脉右稍弦，左滑。

分析与处理：前方取效，微调。

处方：炙麻黄6g，苦杏仁10g，生甘草5g，沙参15g，桑叶15g，菊花15g，乌梅5g，艾叶5g，百部15g，防风15g，白前10g，苏梗15g，白芍10g，芦根15g。5剂，水煎内服，日1剂，分服。

三诊（2006年10月8日）：病史同前，药后咳嗽明显改善，近3日咳嗽又所反复，咽痒，口稍干，二便调。舌质稍红，苔薄微黄，脉略细滑。

分析与处理：加以疏风敛肺。

处方：炙麻黄6g，苦杏仁10g，生甘草10g，沙参15g，桑叶15g，菊花15g，乌梅10g，艾叶5g，百部15g，防风15g，芦根15g，瓜蒌皮15g，牛蒡子15g，五味子5g。5剂，水煎内服，日1剂，分服。

四诊（2006年10月13日）：病史同前，咳嗽减轻，间中口干，咳嗽时稍有胸闷，大便调，小便稍黄。舌质稍红嫩，苔薄微黄，脉略滑。

分析与处理：加强养阴润燥止咳之功。

处方：甘草10g，沙参15g，桑叶15g，菊花15g，艾叶10g，防风15g，芦根15g，牛蒡子15g，五味子5g，太子参15g，山萸肉15g，黄精15g，蝉蜕6g，忍冬藤15g。5剂，水煎内服，日1剂，分服。

五诊（2006年10月20日）：病史同前，药后咳嗽改善，间中咽痒作咳反复，口稍干，大便调，小便调。舌质淡红，苔薄微黄，脉略滑。

分析与处理：前方基础上，加强凉散风热之邪之功。

处方：甘草10g，沙参15g，桑叶15g，菊花15g，艾叶10g，防风10g，芦根15g，牛蒡子15g，乌梅10g，山萸肉15g，黄精15g，白芍15g，海蛤壳15g，百部15g，苏叶10g。5剂，水煎内服，日1剂，分服。

六诊（2006年10月27日）：病史同前，服药后咳嗽症状减轻，停用后症状又有反复，活动后胸痛不适感，间中气紧，大便调，口稍干。舌质淡红稍嫩，苔薄，脉略滑。

分析与处理：前方基础上微调。

处方：甘草5g，沙参15g，桑叶15g，艾叶10g，防风10g，牛蒡子15g，山萸肉15g，黄精15g，白芍15g，牡蛎30g，百部15g，瓜蒌皮15g，五味子5g。6剂，水煎内服，日1剂，分服。

病案九

患者陆某，女，40岁，2007年11月2日初诊。

平素状态：反复咳嗽半年。

病史：近半年反复咳嗽，干咳无痰，初时咽痒作咳，现自觉气上冲而咳嗽，常因说话诱发咳嗽，口干，纳一般，间中反流感，大便调。夜间无咳嗽，无鼻塞。

查体：咽部充血，扁桃体无肿大，双肺呼吸音清，未闻及干、湿啰音。舌质稍红，苔薄稍腻，脉略滑。

西医诊断：慢性咳嗽：变应性咳嗽？胃食管反流？

中医诊断：咳嗽（风邪扰肺，肺胃不降）。

中医治法：宣散风邪，通降肺胃。

处方：炙麻黄6g，苦杏仁10g，生甘草10g，海螵蛸15g，煅瓦楞子30g，苏梗15g，佛手10g，艾叶10g，沙参15g，浙贝母15g，防风15g，百部15g，款冬花10g，射干10g，黄芩10g，法半夏10g。5剂，水煎内服，日1剂，分服。

二诊（2007年11月9日）：病史同前，服药后咳嗽减轻，间中仍有反流感，自觉反流与咳嗽无明显关系，而咽喉不适而咳嗽，干咳无痰，口干，常因说话诱发咳嗽。舌质淡红，苔薄稍黄微腻，脉略滑。

分析与处理：前方基础上加强祛风利咽之功。

处方：炙麻黄6g，苦杏仁10g，生甘草10g，海螵蛸15g，煅瓦楞子30g，苏子15g，佛手10g，艾叶10g，白芍15g，百部15g，款冬花10g，射干10g，黄芩15g，法半夏10g，蝉蜕6g。7剂，水煎内服，日1剂，分服。

三诊（2007年11月23日）：病史同前，服药后咳嗽明显减轻，停药后又因咽喉不适或说话多而诱发咳嗽反复，干咳无痰，间中仍有反酸不适，口干，大便调。舌质淡红，苔薄稍黄微，脉略滑。

分析与处理：前方基础上加强调和肝胃之功。

处方：海螵蛸15g，苦杏仁10g，生甘草10g，煅瓦楞子30g，苏子15g，枳实10g，艾叶10g，白芍15g，百部15g，炙枇杷叶15g，黄芩15g，法半夏10g，浙贝母15g，黄连6g，吴茱萸

3g，石斛10g。7剂，水煎内服，日1剂，分服。

四诊（2007年12月21日）：病史同前，服药后咳嗽改善，停药后咳嗽又有反复，夜间无咳嗽，白天说话多可闻及刺激性气味可诱发咳嗽，干咳为主，咽中有痰感，仍间中反酸，稍有口干苦，纳一般，大便调。咽部稍充血，扁桃体无肿大，咽后壁淋巴滤泡稍增生。舌质淡红，苔薄，脉略滑。

分析与处理：通利三焦以助通降肺胃之功。

处方：海螵蛸15g，苦杏仁15g，胖大海10g，煅瓦楞子30g，艾叶10g，百部15g，黄芩15g，法半夏10g，牡蛎30g，百合15g，乌药15g，柴胡10g，射干10g，蝉蜕6g，诃子10g。7剂，水煎内服，日1剂，分服。

病案十

患者王某，男，60岁，2006年12月8日初诊。

平素状态：受凉易咳嗽2年。

病史：近2年来受凉则诱发咳嗽，咽中有痰感，不易咳出，在南方咳嗽常迁延1~2周，在北方则可迁延2个月方愈，咽喉受刺激则易咳嗽，间中咽干，大便间中偏干。常有鼻塞症状，间中喷嚏，与受凉有关，后背易疲劳感。否认药物过敏史。

查体：咽部充血，扁桃体无肿大，双肺呼吸音清，未闻及干、湿啰音。舌质淡红，苔薄微黄，脉略滑。

西医诊断：变应性咳嗽可能。

中医诊断：咳嗽（阳虚卫外不固，风寒余邪扰肺）。

中医治法：温阳益气固表，宣散风寒余邪。

处方：炙麻黄颗粒（等效6g），杏仁颗粒（等效10g），甘草颗粒（等效6g），防风颗粒（等效12g），细辛颗粒（等效3g），熟附子颗粒（等效3g），黄芪颗粒（等效10g），忍冬藤颗粒（等效15g），蕲艾颗粒（等效10g），百部颗粒（等效10g），牛蒡子颗粒（等效10g），蝉蜕颗粒（等效6g），沙参颗粒（等效10g）。5剂，冲服，日1剂，分服。

二诊（2006年12月22日）：病史同前，服药后咽喉及咳嗽症状均减轻，稍有口干，大便改善，无痰。舌质淡红，苔薄白，脉略滑。

分析与处理：效不更法，前方微调。

处方：炙麻黄颗粒（等效6g），杏仁颗粒（等效10g），甘草颗粒（等效6g），防风颗粒（等效6g），熟附子颗粒（等效9g），黄芪颗粒（等效10g），银花藤颗粒（等效15g），蕲艾颗粒（等效10g），百部颗粒（等效10g），牛蒡子颗粒（等效10g），蝉蜕颗粒（等效6g），沙参颗粒（等效10g）。7剂，冲服，日1剂，分服。

第八节　咳嗽变异性哮喘

病案一

患者张某，男，40岁，2006年6月21日初诊。

平素状态：慢性鼻炎病史。

病史：咳嗽反复近半年，咳甚有气紧感，无喘息发作，夜间及晨起咳嗽重，干咳无痰，口不干，大便近日不畅感。支气管激发试验：通气功能正常，激发试验阳性。

查体：双肺呼吸音清，未及干、湿啰音。舌质淡红，苔薄黄微腻，脉略滑。

西医诊断：咳嗽变异性哮喘。

西医治疗：予布地奈德气雾剂吸入抗炎，茶碱缓释片口服抗炎解痉。

中医诊断：咳嗽（风邪夹湿伏肺）

中医治法：宣散风湿，潜肝息风以助肺降。

处方：炙麻黄6g，苦杏仁10g，生甘草10g，生薏苡仁15g，马齿苋20g，艾叶10g，石韦15g，防风15g，白芍15g，石决明30g，桑叶15g。5剂，水煎内服，日1剂，分服。

二诊（2006年6月28日）：病史同前，药后咳嗽明显减轻，大便不成形，纳差，眠差，脘腹稍胀。舌质淡红，苔薄黄腻，脉略滑。

分析与处理：加强芳香化湿、健胃消食之功。

处方：炙麻黄6g，苦杏仁10g，生甘草5g，生薏苡仁30g，马齿苋20g，蕲艾10g，石韦15g，防风15g，桑叶15g，厚朴花10g，佩兰10g，炒麦芽15g，炒谷芽15g。5剂，水煎内服，日1剂，分服。

三诊（2006年7月7日）：病史同前，夜间基本无咳嗽，遇刺激性气体仍可诱发干咳，口稍干，大便不成形。舌质淡红，苔薄微黄，脉略滑。

分析与处理：加强通络祛风之功。

处方：麻黄根10g，苦杏仁10g，甘草10g，薏苡仁30g，马齿苋20g，艾叶5g，石韦15g，防风15g，桑叶15g，赤芍15g，川芎15g，全蝎6g。7剂，水煎内服，日1剂，分服。

四诊（2006年7月19日）：病史同前，咳嗽基本缓解，但受凉（空调）则咽喉刺激性咳嗽，干咳无痰，口不干，大便调。咽部充血，扁桃体无肿大。舌质淡红，苔薄白，脉略滑。

分析与处理：改用舒利迭吸入剂（沙美特罗替卡松）吸入以控制气道炎症，中医继续散风敛肺为法巩固治疗。

处方：麻黄根10g，苦杏仁10g，生甘草10g，生薏苡仁15g，蕲艾10g，防风15g，桑叶15g，赤芍15g，川芎15g，全蝎6g，白芍15g，乌梅10g。5剂，水煎内服，日1剂，分服。

病案二

患者潘某，女，32岁，2006年2月10日初诊。

平素状态：无特殊，姐姐有哮喘病史。

病史：近半年来咳嗽，初时为感冒后引发，经治疗，感冒除而干咳持续，咳甚时有气短感，无喘息发作，咽喉痒明显，稍怕冷，口干，大便调。

查体：咽部充血，扁桃体无肿大，双肺呼吸音清，未闻及干、湿啰音。舌质淡红，苔薄黄白，脉略滑。

西医诊断：咳嗽变异性哮喘？

西医治疗：病情稳定后行支气管激发试验检查。

中医诊断：咳嗽（风邪伏肺，寒热错杂）。

中医治法：祛风止咳，调和寒热。

处方：炙麻黄6g，苦杏仁10g，生甘草10g，蕲艾10g，防风15g，射干10g，百部15g，白芍15g，桂枝5g，柴胡15g，黄芩10g，法半夏10g，乌梅6g，细辛3g，牛蒡子15g。5剂，水煎内服，日1剂，分服。

二诊（2006年3月10日）：病史同前，服药后症状改善不明显，仍咽痒咳嗽，不耐刺激，口稍干，大便调。舌质淡红，苔薄白微黄，脉略滑。

分析与处理：行支气管激发试验检查。中医前方基础上调整。

处方：炙麻黄6g，苦杏仁10g，生甘草10g，蕲艾10g，防风15g，百部15g，白芍15g，桂枝10g，柴胡10g，黄芩10g，法半夏10g，紫苏子15g，蝉蜕6g，川芎10g。7剂，水煎内服，日1剂，分服。

三诊（2006年3月24日）：病史同前，服药后咳嗽较前减轻，夜间症状改善，口淡，口苦，大便调。3月13日肺功能示：轻度混合性肺通气功能障碍，支气管激发试验阳性。舌质淡红，苔薄微黄腻，脉略滑。

分析与处理：诊断明确，病属咳嗽变异性哮喘，证兼有化热夹湿，前方基础上调整寒温比例。

处方：炙麻黄6g，苦杏仁10g，生甘草10g，艾叶10g，防风15g，射干10g，百部15g，柴胡15g，黄芩10g，法半夏10g，牛蒡子15g，紫苏叶10g，薏苡仁30g，厚朴花10g。5剂，水煎内服，日1剂，分服。

四诊（2006年3月29日）：病史同前，服药后症状较前进一步减轻，仍有咳嗽，间中气短感，大便干，口干。舌质偏红，苔薄微黄，脉略滑。

分析与处理：前方基础上，加通利大便之品。

处方：炙麻黄6g，苦杏仁10g，生甘草10g，蕲艾5g，防风15g，百部15g，柴胡15g，黄芩10g，法半夏10g，牛蒡子15g，沙参15g，虎杖15g，枳实15g，苏叶10g。5剂，水煎内服，日1剂，分服。

五诊（2006年4月7日）：病史同前，近日咳嗽情况明显改善，痰少，夜间眠差，伴有口干，大便基本调。舌质淡红，苔薄微白而干，脉略滑。

分析与处理：夜间咳嗽明显时，可临时服用强力安喘通胶囊。加强祛风通络敛肺止咳为治。

处方：炙麻黄6g，苦杏仁10g，生甘草10g，蕲艾5g，沙参15g，枳实10g，防风15g，百部15g，柴胡10g，黄芩10g，牛蒡子15g，地龙干10g，乌梅5g。5剂，水煎内服，日1剂，分服。

六诊（2006年4月12日）：病史同前，近日咳嗽情况平稳，咳不多，无痰，稍有口干，眠差，同咳嗽无关系，大便欠通畅。舌质淡红，苔薄微黄，脉略滑。

分析与处理：前方基础上加宁心安神之品。

处方：苦杏仁10g，生甘草10g，蕲艾5g，防风15g，沙参15g，枳实10g，百部15g，柴胡10g，黄芩10g，牛蒡子15g，地龙干10g，虎杖15g，珍珠母（先煎）30g，龙齿（先煎）15g。7剂，水煎内服，日1剂，分服。

七诊（2006年4月19日）：病史同前，近期咳嗽少，无痰，口干，大便稍干，眠有改善。舌质淡红，苔薄微黄，脉略滑。前方基础上微调，7剂，水煎内服，日1剂，分服。

八诊（2006年4月30日）：病史同前，现症情平稳，间中少许咳嗽，活动后有气短感，纳可，二便调。舌质淡红，苔薄微黄，脉略滑。

分析与处理：加强补益脾肾之功，以增强适应环境能力。

处方：甘草5g，防风15g，黄柏10g，牛蒡子15g，杜仲10g，黄精15g，怀牛膝15g，百部15g，珍珠母30g，川断10g，益智仁10g，知母10g。7剂，水煎内服，日1剂，分服。

病案三

患者黄某，女，60岁，2005年7月15日初诊。

平素状态：过敏性鼻炎病史多年，慢性结肠炎病史。

病史：近半年来渐出现夜间咳嗽，严重时有胸闷，干咳无痰，曾在外院就诊，诊断为咳嗽变异性哮喘，给予茶碱及抗过敏药治疗，症状暂缓解，现仍有夜间咳嗽，偶有胸闷，无喘息，干咳无痰，大便长期不成形，纳可，怕风，口干，手足心热。否认药物过敏史。

查体：双肺呼吸音清，未及干、湿啰音。舌质淡红，苔根黄微腻，脉滑。

西医诊断：咳嗽变异性哮喘，慢性过敏性鼻炎，慢性结肠炎。

中医诊断：咳嗽（风邪伏肺，卫表不固，湿热中阻）。

中医治法：散风敛肺止咳，益气通阳固表，兼清中焦湿热

处方：炙麻黄6g，苦杏仁10g，生甘草5g，前胡15g，白蒺藜15g，艾叶5g，柴胡10g，黄芩10g，法半夏10g，马齿苋20g，黄芪10g，防风15g，细辛3g，紫苏叶10g，石决明30g，白芍10g。6剂，水煎内服，日1剂，分服。

二诊（2005年7月22日）：病史同前，服药后自觉症状有所减轻，气管有痰，较前易咳出，怕冷，怕风，易出汗，手足心热减，口干减轻，大便不成形。双肺呼吸音清，未闻及干、湿啰音。舌质淡红，苔根黄微腻，脉滑。

分析与处理：前方基础，加强健脾固表之功。

处方：炙麻黄5g，苦杏仁10g，生甘草5g，前胡15g，艾叶5g，柴胡10g，黄芩10g，法半夏10g，黄芪10g，防风15g，细辛3g，白芍10g，麻黄根10g，白术15g，马齿苋20g。6剂，水煎内

服，日1剂，分服。

三诊（2005年8月3日）：病史同前，现症状相对平稳，近日因天气变化，症状又有反复，前胸及后背怕冷，痰较前少，口干，大便不成形。舌质淡红，苔根稍黄微腻，脉细。

分析与处理：加强温阳固表之功。

处方：炙麻黄5g，苦杏仁10g，生甘草10g，艾叶5g，柴胡10g，黄芩10g，法半夏10g，黄芪10g，防风15g，细辛3g，白芍15g，白术15g，熟附子（先煎）6g，紫菀15g，知母10g。6剂，水煎内服，日1剂，分服。

四诊（2005年8月24日）：病史同前，近期症情平稳，天气变化，症状稍有反复，咽中有痰感，不易咳出，怕冷较前好转，口干，大便烂。舌质稍暗红，苔根白腻微黄，脉寸滑、尺无力。

分析与处理：治疗重在肺脾。

处方：炙麻黄5g，苦杏仁10g，生甘草5g，艾叶5g，柴胡10g，黄芩10g，法半夏10g，防风15g，白芍10g，白术15g，白芥子5g，石决明30g，马齿苋20g，苏梗15g。6剂，水煎内服，日1剂，分服。

五诊（2005年9月7日）：病史同前，近期症情较平稳，间有夜间喘息，尚不影响睡眠，痰较前减少，仍怕冷及吹风，口干，手心热，大便稍成形，欠通畅。舌质淡红，苔根薄稍白腻，脉寸滑、尺无力。

分析与处理：前方基础上，加强沟通肺肾、平调寒热之功。

处方：炙麻黄5g，苦杏仁10g，艾叶5g，法半夏10g，防风15g，白芍10g，白术15g，马齿苋20g，苏梗15g，瓜蒌皮15g，杜仲10g，牛膝15g，肉桂1g，黄芩10g。6剂，水煎内服，日1剂，分服。

病案四

患者冯某，男，55岁，2005年8月19日。

平素状态：糖尿病史。

病史：反复咳嗽，干咳9个月，睡前、说话多、闻到刺激性气体可诱发，口干，大便偏干。

查体：咽部充血，扁桃体无肿大，咽后壁淋巴滤泡增生。舌质稍暗红，苔根微黄腻，脉滑。

西医诊断：咳嗽变异性哮喘？2型糖尿病。

西医治疗：支气管激发试验以除外咳嗽变异型哮喘。

中医诊断：咳嗽（津伤湿热之体，风邪夹湿伏肺）。

中医治法：外散风邪，内清湿热，宣降肺与大肠。

处方：炙麻黄9g，苦杏仁10g，生甘草10g，射干10g，紫苏叶10g，白花蛇舌草20g，瓜蒌皮15g，瓜蒌仁15g，虎杖20g，佩兰10g，沙参15g，艾叶5g，牛蒡子10g，防风15g。5剂，水煎内服，日1剂，分服。

二诊（2005年8月31日）：病史同前，服药后咳嗽较前好转，2005年8月22日查支气管激发试验阳性，累积吸入组胺7.8μmol，FEV_1较用药前下降35.6%。咳嗽性质相同，咽不痒，大便偏干，1~2日一行。舌质偏红，苔薄白，脉滑。

分析与处理：咳嗽变异性哮喘诊断明确，加服珠贝定喘丸（含小剂量氨茶碱的中成药），前方基础上加强通肠降肺之功。

处方：炙麻黄9g，杏仁10g，甘草10g，射干10g，紫苏叶

10g，瓜蒌仁15g，虎杖20g，佩兰10g，艾叶5g，牛蒡子10g，防风15g，白芍15g，郁李仁10g，百部15g。6剂，水煎内服，日1剂，分服。

三诊（2005年9月7日）：病史同前，服药后，咳嗽明显减轻，夜间基本无咳嗽，白天仍有少许咳嗽，大便通畅，稍有口干，余无明显不适。舌质淡红，苔薄白少津，脉略滑，重按欠有力。

分析与处理：维持珠贝定喘丸口服，中药方稍加养阴之功。

处方：炙麻黄9g，北杏仁10g，生甘草10g，射干10g，瓜蒌仁15g，虎杖20g，艾叶5g，牛蒡子10g，防风15g，白芍15g，郁李仁10g，百部15g，沙参15g。6剂，水煎内服，日1剂，分服。

四诊（2005年9月14日）：病史同前，现咳嗽少，睡前躺下时仍有咳嗽，闻刺激性气体亦可诱发，大便通畅，稍有口干，余无明显不适。双肺呼吸清，未闻及干、湿啰音。舌质淡红，苔薄白少津，脉略滑，重按欠有力。

分析与处理：维持珠贝定喘丸口服，中药方微调整。

处方：炙麻黄9g，苦杏仁10g，生甘草10g，瓜蒌仁15g，虎杖20g，艾叶5g，防风15g，白芍15g，郁李仁10g，百部15g，沙参15g，芦根20g。6剂，水煎内服，日1剂，分服。

五诊（2005年9月21日）：病情稳定，继续维持前方案巩固治疗月余停药。

病案五

患者文某，男，45岁，2005年8月10日初诊。

平素状态：变应性鼻炎病史。

病史：反复咳嗽半年余，夜间咳嗽重，影响睡眠，间有咳白泡沫痰，咽痒明显，口稍干，大便干，2~3日一行。

查体：咽部稍充血，扁桃体无肿大，双肺呼吸音清，未闻及干、湿啰音。舌质稍红，苔黄白腻，脉细滑。

西医诊断：咳嗽变异性哮喘？

西医治疗：查胸片及支气管激发试验。

中医诊断：咳嗽（伏风夹湿阻肺）。

中医治法：散风祛湿止咳。

处方：炙麻黄9g，苦杏仁10g，薏苡仁30g，生甘草5g，虎杖20g，瓜蒌仁20g，瓜蒌皮10g，艾叶5g，黄芩10g，防风15g，佩兰10g，通草6g，白花蛇舌草20g，白蒺藜15g。2剂，水煎内服，日1剂，分服。

二诊（2005年8月17日）：病史同前，仍有咳嗽，夜间咳嗽重，咽痒明显，伴有鼻塞，痰少，咳少量白黏痰，纳可，二便调。胸片心肺未见异常，支气管激发试验阳性。双肺呼吸音清，未闻及干、湿啰音。舌质淡红，苔黄白腻，脉细滑。

分析与处理：咳嗽变异性哮喘诊断明确，与变应性鼻炎病史相关。予酮替芬片口服抗过敏治疗。中药在前方基出加强散风之功。

处方：炙麻黄9g，苦杏仁10g，薏苡仁30g，生甘草10g，虎杖20g，瓜蒌仁20g，瓜蒌皮10g，艾叶9g，黄芩15g，防风15g，白蒺藜15g，石决明30g，紫苏叶10g。5剂，水煎内服，日1剂，分服。

三诊（2005年8月24日）：病史同前，症状改善不明显，咽痒明显，而诱发干咳，夜咳影响睡眠，伴有鼻塞，无喘息，大便偏干。舌质稍红，苔薄白微黄，脉略滑。

分析与处理：前方微调。

处方：炙麻黄10g，苦杏仁10g，生甘草10g，瓜蒌皮10g，艾叶10g，黄芩15g，防风15g，紫苏叶10g，百部15g，细辛3g，蝉蜕6g，川芎15g，白芷10g，赤芍15g。5剂，水煎内服，日1剂，分服。

四诊（2005年8月31日）：病史同前，仍咳嗽明显，白天夜间均有咳嗽，间有白胶痰不易咳出，咽喉气管奇痒，不能忍受，影响睡眠，口稍干，大便偏干。舌质淡红，苔薄白微腻，脉略细。

分析与处理：西药改用丙酸倍氯米松（表面吸入糖皮质激素），中药改用通阳散风止咳为法。

处方：炙麻黄10g，苦杏仁10g，生甘草10g，艾叶10g，黄芩10g，防风15g，百部15g，细辛3g，白芍15g，桂枝6g，石决明30g，熟附子（先煎）5g。6剂，水煎内服，日1剂，分服。

五诊（2005年9月7日）：病史同前，药后咳嗽减轻，仍有鼻塞、流涕，鼻痒，咳少量白黏痰，近日出现咽干，少许咽痛，口干，大便偏干。舌质淡红，苔薄白微黄，脉略滑。

分析与处理：西药加服酮替芬片口服，中药去附子、桂枝，加用桑叶及菊花，以调整寒温比例。

处方：炙麻黄10g，苦杏仁10g，生甘草10g，艾叶10g，黄芩10g，防风15g，百部15g，细辛3g，白芍15g，石决明30g，桑叶15g，菊花10g。6剂，水煎内服，日1剂，分服。

六诊（2005年9月28日）：病史同前，近期症状平稳，咳嗽不多，仍有咽痒，欲咳，夜间眠差，无咽痛，口干，大便调。咽部充血，扁桃体无肿大，咽后壁淋巴滤泡增生。舌质淡红，苔薄白微黄，脉略滑。

分析与处理：症状虽稳定，仍易感触风邪而发，治疗重在散风敛肺。

处方：炙麻黄5g，苦杏仁10g，生甘草10g，艾叶5g，黄芩15g，防风15g，百部15g，白芍15g，石决明30g，桑叶15g，乌梅5g，五味子5g，白芥子5g。7剂，水煎内服，日1剂，分服。

第九节　胃食管反流性咳嗽

病案一

患者苏某，女，65岁，2011年11月8日初诊。

平素状态：慢性咽炎病史，易咽喉不适感。慢性胃炎病史，曾做胃镜示慢性胃炎、反流性食管炎，平时饮食不慎易嗳气，偶有反酸感。

病史：咽中有痰痒而作咳数年，偶咳少量白黏痰，无鼻塞及打喷嚏，口干，间中胃脘痞满不适而嗳气，近期明显反酸感。平时怕凉，易疲乏，大便偏干。眠差多梦。否认药物过敏史。

查体：咽部稍充血，扁桃体无肿大，咽后壁淋巴滤泡稍增生。舌质稍嫩，苔薄，脉偏细。

西医诊断：慢性咳嗽（考虑胃食管反流性咳嗽），慢性咽炎（反流性咽炎），慢性胃炎（反流性食管炎）。

西医处理：建议行24小时食管Ph监测。

中医诊断：咳嗽（肺胃阴伤，肺胃不降）。

中医治法：养肺胃之阴，降肺胃之逆。

处方：百部15g，石斛15g，乌药15g，木蝴蝶10g，紫菀15g，百合15g，佛手10g，八月札10g，苦杏仁15g，生甘草5g，荔枝核30g，夜交藤30g，甘松10g，炙枇杷叶15g。6剂，水煎内服，日1剂，分服。

二诊（2011年11月15日）：病史同前，药后咳嗽有所改善，饱食后胃脘痞不适，咽中有痰感伴痒而咳嗽，口干，大便调。舌质稍嫩，苔薄白，脉偏细。

分析与处理：前法方药取效，前方养阴降逆基础上，加小剂量麻黄以宣肺助降气。

处方：百部15g，石斛15g，乌药15g，木蝴蝶10g，紫菀15g，百合15g，佛手10g，八月札10g，苦杏仁15g，生甘草5g，炙麻黄6g，荔枝核30g。6剂，水煎内服，日1剂，分服。

三诊（2011年11月22日）：病史同前，咳嗽减少未除，间中咳嗽，痰少，饱食后仍有胃脘痞不适感，口干，易疲乏，大便先干后软。否认药物过敏史。舌质稍嫩，苔薄白偏干，脉偏细。

分析与处理：前方基础上进一步加强通降之功。

处方：生甘草5g，百部30g，石斛15g，乌药15g，紫菀15g，百合15g，佛手10g，法半夏10g，路路通10g，炙枇杷叶15g，诃子10g，白前10g，前胡15g，石决明30g，海螵蛸15g。6剂，水煎内服，日1剂，分服。

四诊（2011年11月29日）：病史同前，咳嗽减少未除，间中咽痒受刺激而干咳，饱食后仍有胃脘痞不适感，口干，易疲乏，大便基本调。咽部稍充血，扁桃体无肿大，咽后壁淋巴滤泡稍增生。舌质稍嫩，苔薄白偏干，脉偏细。

分析与处理：前方基础上微调。

处方：生甘草5g，百部15g，石斛15g，乌药15g，紫菀15g，百合15g，法半夏10g，路路通10g，炙枇杷叶15g，石决明30g，胖大海10g，木蝴蝶10g，仙鹤草30g，海螵蛸15g，苦杏仁15g。7剂，水煎内服，日1剂，分服。

五诊（2011年12月6日）：病史同前，咳嗽明显减少，间中咽痒作咳，胃脘症状较前有所改善，口干明显，大便调。梦多。近日大便偏干。舌质稍嫩，苔薄白稍腻，脉偏细。

分析与处理：加强养阴降肺润肠之功。

处方：生甘草5g，百部15g，石斛15g，紫菀15g，百合30g，法半夏10g，炙枇杷叶15g，木蝴蝶10g，苦杏仁15g，佛手10g，麦冬15g，厚朴花10g，瓜蒌仁30g。6剂，水煎内服，日1剂，分服。

病案二

患者张某，男，29岁，2013年12月13日初诊。

平素状态：慢性咽炎，慢性胃炎，反流性食管炎病史，饮食不节，则胃脘不适，咽喉不舒。

病史：今年3月外感后咳嗽迁延至今，查胸片心肺未见异常，肺功能正常，支气管激发试验阴性。间中有恶心嗳气不适，夜间偶有烧心。饮食不节或接触刺激性气易诱发咳嗽，气上冲而咳嗽。否认药物过敏史。

查体：咽部充血，扁桃体无肿大，咽后壁淋巴滤泡增生。舌质稍暗，苔薄微腻，脉细滑。

西医诊断：慢性咳嗽（考虑胃食管反流性咳嗽），慢性咽炎，慢性胃炎（反流性食管炎）。

中医诊断：咳嗽（胃失和降，肺气上逆）。

中医治法：宣降肺气，和胃降逆。

处方：炙麻黄6g，苦杏仁15g，生甘草10g，海螵蛸15g，煅瓦楞子30g，黄连6g，吴茱萸3g，前胡15g，白前10g，紫菀15g，珍珠母30g，夜交藤30g，枇杷叶15g，降香6g，白芍15g。7剂，水煎内服，日1剂，分服。

二诊（2013年12月20日）：病史同前，药后痰有减少，呼吸不畅感，近日曾有外感，无明显反流不适，咽稍干。舌质稍暗，苔薄微腻，脉细滑。

分析与处理：前方基础上微调。

处方：炙麻黄6g，苦杏仁15g，生甘草10g，海螵蛸15g，前胡15g，白前10g，紫菀15g，珍珠母30g，枇杷叶15g，紫苏梗15g，百部15g，浙贝母15g，法半夏10g。5剂，水煎内服，日1剂，分服。

三诊（2014年1月3日）：病史同前，仍有呼吸不畅感而欲咳，咽中有痰感，口稍干，大便调。舌质稍暗，苔薄微腻，脉细滑。

分析与处理：西药予奥美拉唑钠肠溶片和多潘立酮片口服以制酸抗反流治疗。

处方：炙麻黄6g，苦杏仁15g，生甘草10g，海螵蛸15g，前胡15g，白前10g，紫菀15g，枇杷叶15g，百部15g，浙贝母15g，法半夏10g，煅瓦楞子30g。5剂，水煎内服，日1剂，分服。

四诊（2014年1月10日）：病史同前，药后症状仍未消除，进餐后咽部分泌物增多，间中呼吸不畅感，口稍干，大便调。咽部充血，双扁桃体不大，咽后壁淋巴滤泡增生。舌质稍暗红，苔薄黄白腻，脉细滑。

分析与处理：继续西药制酸抗反流治疗7天。

处方：炙麻黄6g，苦杏仁15g，生甘草10g，海螵蛸15g，前胡15g，紫菀15g，枇杷叶15g，浙贝母15g，法半夏10g，煅瓦楞子30g，金荞麦30g，白芷10g，牡蛎30g，柏子仁10g。6剂，水煎内服，日1剂，分服。

五诊（2014年1月17日）：病史同前，药后症状改善而稳定，咽喉有分泌感，大便调。舌质稍暗红，苔薄腻，脉细滑。

分析与处理：停用西药，继续用中药调理。

处方：苦杏仁颗粒1袋，生甘草颗粒2袋，胖大海颗粒1袋，牡蛎颗粒1袋，紫苏梗颗粒1袋，浙贝母颗粒1袋，前胡颗粒1袋，橘核颗粒1袋，降香颗粒1袋。7剂，开水冲服，日1剂，分服。

病案三

患者刘某，女，71岁，2013年1月15日初诊。

平素状态：冠心病、高血压、糖尿病及帕金森等病史，维持相关药物治疗。

病史：近1年来反复咳嗽，咽中有痰感，不易咳出，饮水作呛，伴有反酸不适，口偏干，大便调。否认药物过敏史。近期查胸片双肺未见炎症。

查体：舌质淡红，苔薄腻，脉略弦滑。

西医诊断：咳嗽（胃食管反流性？），冠状动脉粥样硬化性心脏病，高血压，帕金森病。

中医诊断：咳嗽（肝旺胃逆，肺气不降）。

中医治法：平肝通胃，降肺止咳。

处方：苦杏仁15g，生甘草10g，煅瓦楞子30g，石斛15g，百部15g，紫菀15g，前胡15g，白前10g，天麻10g，石决明30g，怀牛膝15g，海螵蛸15g，紫苏梗10g，炙枇杷叶15g，款冬花10g，胖大海10g。4剂，水煎内服，日1剂，分服。

二诊（2013年1月25日）：病史同前，咳嗽减轻未除，间中胸闷不适，咳白痰，口偏干，大便调。舌偏暗，苔薄白，脉弦略滑。

分析与处理：前方基础上加强活血通络、宽胸行气之功。

处方：苦杏仁15g，生甘草10g，煅瓦楞子30g，百部15g，紫菀15g，前胡15g，白前10g，石决明30g，海螵蛸15g，紫苏梗10g，款冬花10g，红花10g，瓜蒌皮10g，三七片10g，胖大海10g。4剂，水煎内服，日1剂，分服。

三诊（2013年5月10日）：病史同前，药后咳嗽有明显改善，停药后又有反复，间断咳嗽，偶有饮食作呛，嗳气反酸不明显，痰少，口偏干，大便调，夜尿频多。舌质稍暗，苔薄腻，脉弦细滑。

分析与处理：前法前法基础上，加用固肾之品。

处方：苦杏仁15g，生甘草10g，煅瓦楞子30g，百部15g，紫菀15g，前胡15g，白前10g，石决明30g，海螵蛸15g，紫苏梗10g，款冬花10g，天麻10g，金樱子15g，覆盆子10g，炙枇杷叶15g。7剂，水煎内服，日1剂，分服。

病案四

患者冯某，男，66岁，2015年5月29日初诊。

平素状态：慢性胃炎病史，饮食不节或天气转凉有反酸。

病史：咽痒咳嗽2个月，睡前及入睡后咳嗽偏多，入睡后有咳醒，伴有嗳气，间中有反酸。支气管激发试验阴性。胃镜示Barrett食管，浅表性胃炎伴糜烂。白天咳嗽少。无鼻塞及喷嚏。口偏干，大便基本调。有头孢类药物过敏史。

查体：咽部稍充血，扁桃体无肿大，咽后壁淋巴滤泡增生。舌质淡红，苔薄腻右厚左薄，脉细滑。

西医诊断：咳嗽（胃食管反流性咳嗽可能性大），慢性咽炎（反流性咽炎），慢性胃炎（Barrett食管）。

中医诊断：咳嗽（三焦枢机不利，胃失通降，肺失宣降）。

中医治法：疏利三焦气机，通降胃气，宣降肺气。

处方：炙麻黄6g，苦杏仁15g，生甘草10g，柴胡5g，黄芩5g，法半夏10g，前胡15g，白前15g，煅瓦楞子30g，紫苏梗10g，海螵蛸15g，旋覆花10g，代赭石（先煎）30g，枇杷叶15g，紫菀15g，浙贝母15g。7剂，水煎内服，日1剂，分服。

二诊（2015年6月5日）：病史同前，药后咳嗽明显减轻，夜间咳嗽基本缓解，间中白天咽痒咳嗽，咳少量白稀痰，无反酸，口稍干，大便调。咽部稍充血，扁桃体无肿大，咽后壁淋巴滤泡增生。舌质稍淡，苔薄腻右厚左薄，脉细滑。

分析与处理：气机得疏，胃得通降，肺气上逆得缓，前方基础上微调。

处方：炙麻黄6g，苦杏仁15g，生甘草10g，法半夏10g，前胡15g，白前15g，煅瓦楞子30g，紫苏梗10g，海螵蛸15g，枇杷叶15g，紫菀15g，浙贝母15g，艾叶5g，薏苡仁15g。7剂，水煎内服，日1剂，分服。

病案五

患者陈某，男，40岁，2007年9月19日初诊。

平素状态：近3年来每年夏秋之交咳嗽1次，迁延2~3个月渐缓。饮食不节，易嗳气反酸。

病史：今年咳嗽迁延4个月仍未缓解，近日就诊，服药后症状曾有减轻，现咽痒作咳，干咳无痰，下午症状重，间中反酸。夜间无咳嗽，咳嗽无明显诱因，无鼻塞，口不干，大便调。查胸片心肺未见异常。

查体：咽部充血，扁桃体无肿大，咽后壁淋巴滤泡增生。舌质淡红，苔薄白，脉略滑。

西医诊断：咳嗽（胃食管反流性可能大），反流性食管炎。

中医诊断：咳嗽（胃失和降，肺失宣降，咽喉不利）。

西医处理：制酸，抑制胃食管反流。

中医治法：通降肺胃，利咽止咳。

处方：炙麻黄6g，苦杏仁10g，生甘草10g，蕲艾10g，煅瓦楞30g，紫苏子15g，百部15g，炙枇杷叶15g，海螵蛸15g，蝉蜕6g，射干10g，柴胡10g，黄芩10g，法半夏10g，胖大海10g。4剂，水煎内服，日1剂，分服。

二诊（2007年10月10日）：病史同前，服药近1周后咳嗽明显缓解，亦无反酸症状，近日进食辛热之品，又有反酸及咳嗽症状，干咳无痰。大便调。舌质淡红，苔薄白，脉略滑。

分析与处理：继续用奥美拉唑钠肠溶片及多潘立酮片制酸抗反流，中医以和胃降肺为主。

处方：炙麻黄6g，苦杏仁10g，生甘草10g，蕲艾10g，煅瓦楞30g，紫苏子15g，百部15g，炙枇杷叶15g，海螵蛸15g，蝉蜕6g，射干10g，沙参15g。5剂，水煎内服，日1剂，分服。

第四章　医论医话

第一节　从息论态，综合施治

只有深切感受到患者的痛苦，深刻理解患者有形无形的、自觉或他觉的症状和体征形成的病因病机，才能达到解决病患的目的。如何感受患者痛苦，如何理解其状态，最终如何治疗疾病，是临床医生必须探索的课题。笔者在30余年的临床实践中感悟到，从信息辨识状态，找出形成此种状态的基本病机，综合施治，对于提高中医临床疗效、繁荣中医学术具有重要意义。

一、人体状态的基本概念

状态（state）是系统科学常用而不加定义的概念之一，指系统的那些可以观察和识别的状况、态势、特征等，状态是刻画系统定性性质的概念，能够正确区分和描述这些状态，就算把握了系统。人体是一个复杂的、不断运动变化的系统，人体生命现象的生、长、壮、老、已是一个随时间推移不断演化的过程，人体状态就是人体在某一时相内所处的状况，可以用适当的状态量来描述，如体温、呼吸、脉搏、血压等；由于人体是一个复杂系统，描述人体状态的量多种多样，随着科技的发展，新的描述方法不断产生。但所有这些方法从本质上讲，都是通过对人体信息的识别来描述人体状态。也就是说，状态是通过信息表现出来，认识和判定人体状态就是通过识读信息来实现。现代信息学认为，信息泛指一切事物运动的状态和方式，包括事物内部结构的状态和方式以及外部联系的状态和方式；从认识论意义上说，信息是关于事物运动的状态和方式的表达或反映，是系统有序程度的标记。

人体的整个生命过程处于健康与疾病两种状态的相互转化之中，按照健康水平的不同可将人体状态大致分为四类，即健康平衡稳态、健康波动态、疾病前驱态、疾病状态。健康波动态和疾病前驱态是两种介于健康与疾病之间的亚健康状态，健康波动态是指没有达到身心完全安宁的状态，处在健康与疾病状态之间，刚偏离于健康；疾病前驱态是向疾病状态发展的前奏。医学研究的主要内容就是认识人体的各种状态及其相互转化的条件，以维护健康平衡稳态。健康状态不是单一层面的，而是整体、综合的概括。无论是治疗疾病还是调治亚健康状态，首要的问题是如何准确识别这些状态。

二、人体状态的描述

人体的状态是复杂的，受体质、年龄、性别、环境、季节变化、心理、社会等诸多方面的影响，任何单一的信息都难以准确刻画人体的状态，因而必须尽可能获取全面的信息，这里的信息泛指患者所反映出的各种信息和医者所能获得的各种信息。人体的信息可以通过各种不同的渠道表达出来，而不同的医学体系在信息获取方式、途径和手段方面是不同的，因而对人体状态的描述方法也是不同的。中医通过四诊来获取信息，如果色泽红活荣润，体态自如，自觉无不适，脉象和缓有力，就可以判定为气血充盈流畅、阴阳平衡的健康状态。如果经过对四诊信息的综合判定为非健康状态，就用"证"来描述人体的病态，如"气虚血瘀证""肝肾阴虚证"等，证是对病变当前阶段机体整体反应状态的病位、病性等病理本质所做的概括，是对机体状态的一种描述。西医学则是通过视、触、叩、听，以及各种理化检查获取的信息来反映人体的状态。所有这些从不同的角度和层面获取的信息，都是对于人体状态的反映。随着医学科学技术的发展，人们获取人体信息的途径不断拓宽，对人体状态的描述也更加细致了。

状态是客观存在的，但反映状态的信息的获取是一个主观的过程。人体信息的测量和提取都包含着主观判断，从古至今都存在这样的问题。孙思邈在《备急千金要方·大医精诚》中说："今病有内同而外异，亦有内异而外同，故五脏六腑之盈虚，血脉荣卫之通塞，故非耳目之所察，必先诊候以审之。而寸口关尺，有浮沉弦紧之乱；俞穴流注，有高下浅深之差；肌肤筋骨，有厚薄刚柔之异。唯用心精微者，始可与言于兹矣。"这段话反映了疾病的复杂性，对人体状态的不同层次进行了描述，如用"盈虚"描述脏腑，"通塞"描述血脉荣卫，而"高下浅深""厚薄刚柔"是可度量的信息，但其度量需"用心精微者，审之"才能完成，可见对信息的提取要用人的心智来把握。同时，信息提取也是现代人体科学研究面临的一大难题，人体巨系统不但结构复杂，且参数众多，如果测量了很多数据，不能用正确的方法从中提取有用信息，有时会误入歧途，因为信息有真有假。要研究和提取有关人体状态的各种精确信息，包括人体巨系统的参数信息、输入"窗口"的信息、输出"窗口"的信息，只有精确掌握这三种信息，才能揭示人体现象的活动规律。人体生命活动是复杂的，要精确把握其活动规律殊非易事，人体每时每刻都在进行着物质、能量的代谢和信息的传递，其形状从内到外、从微观到宏观都是运动的、相互协调和无限关联的。面对这种有序和复杂性，既不能从"形状"方面给出精确的描述，因为面对的是活的"结构"；也不能从"运动"方面进行准确把握，因为处理的是非性线运动——低层次与高层次之间相互关联与迭代，从而具有分型特征。可见，对这种在"形状"和"运动"两个方面都不能准确把握的人体状态，进行精确描述是很难做到的。只有努力去识别信息之真假，通过思维去把握，才能达到解决临床问题的目的。

三、人体状态识别的临床要求

临床医学有其特殊性，医生面对的常常是不可预料的状态，但无论人体的状态多么复杂，能否描述清楚，临床医生都必须面对，而且在短时间内要做出处理。面对如此复杂的人体状态，医生只能做出相对正确的判断。如何才能使医生少犯错误，做出相对正确的决策？可行的途径就是尽可能获取全面的信息，尽可能把握人体生命活动的规律。

在过去，中医获取信息的主要方式是望、闻、问、切，根据症状、体征、舌脉辨为某一种病或证，作为治疗的依据。但随着科学技术的发展，西医诊断技术水平大大提高，使许多疾病在出现典型的临床表现之前就能较准确地被检查出来，如慢性肝炎、隐匿性肾炎及恶性肿瘤等，从而采取相应的治疗措施。但这些患者因其无症状可辨，舌、脉也无明显异常，实事求是地讲，如果不是现代检查技术提示的病理信息，中医就很难辨出"证"来进行治疗，这说明现代科技手段扩展了人们认识世界的能力，当然也深化了中医对病证的认识。在这种情况下，治疗的依据实际上就是对人体状态的综合判断，包括对体质、舌脉、环境、季节、气血阴阳状况乃至西医的生理、病理等在内的整体状态把握。因此，对人体状态的认识需综合包括现代检测内容在内的所有信息，进行判断。

人的"状态"是整体的、不断运动变化的，有的信息反映的是既往的状态，如白蛋白减少是反映1周前的状况，糖化血红蛋白反映1个月前的血糖情况。可见认识人体状态除了获取信息之外，还必须掌握人体生命活动的生理和病理规律。如气血阴阳的运行规律，四时季节变化对人体的影响情况，不同年龄阶段人体的生理特点和规律，各年龄阶段人群舌脉的不同，进食、饮水前后舌苔会有怎样的变化等。认识疾病不是仅仅根据症状、体征、舌、脉诊辨为某一种病或辨为某一种证。真正的认识疾病要达到完全理解的程度，根据症状、体征、舌、脉、理化检查结果，结合患者的体质、所处的外界环境、心理状况、各种干预措施的影响，应用中西医生理、病理学知识，分析其状态的形成过程，从整体上全面把握患者的状态，能够理解和体会到患者的痛苦。也就是不仅知其然，而且知其所以然，不仅知其当前状态的形成过程，而且能预知其状态进一步的演变趋势，只有对疾病有准确的理解，解决疾病才更有把握。

识别人体状态要重视患者的自我感觉。有的医生对患者的感觉重视不够，尤其是当各种检查正常时，认为患者诉说的痛苦是想象出来的，甚至是伪装的，不予重视。事实上，患者的感觉就是疾病，不要认为客观检查结果阴性就不是疾病，患者感觉的背后往往隐藏着重要的信息，要把症状上升到信息的高度来认识，并识别信息的真假及状态的差别。

识别人体状态还要求培养医生具有灵敏的感觉能力。感觉能力是客观存在的一种综合能力，有多年临床经验的医生或多或少会有所体验，但许多人认为感觉就是玄学，说不清、道不明，别人无法理解。但它可以通过长期有目的的训练来提高其可靠性。正所谓熟能生巧，巧能通神。看待此问题，应该尊重临床事实，不要把难以说清楚的问题一概加以否定，感觉能力确实是临床医生很重要的一种能力，它是一种敏锐的捕捉信息的能力。只有敢于正视这种能力，才有可能去培养这种能力。但正因为感觉是一种直觉，有可能会出现错误，所以没有经过大量临床实践的医生，不要轻易凭感觉来做决定。

四、临床中识别状态的基本原则

虽然人体状态的表现具有无限多样性，精确把握人体的状态是十分困难的，但识别人体的状态还是有规律可循的。人体状态通过外现的信息表现出来。人体状态的变化及其信息表达总是有原因的，因果规律是世界万物的根本规律，有因必有果，有果必有因。正确采集和处理各种信息就是识别状态的根本方法。对信息的采集和处理要掌握三条基本原则：一是信息要全面，片面的信息容易以偏概全；二是信息收集要有重点，抓住有辨证意义的信息是关键的一步，否则海量信息等于没有信息；三是对信息要进行综合分析，不要仅凭常规经验来处理信息。如看到舌苔黄腻便认为是湿热，用清化湿热方药治疗无效，但患者尚有畏寒的表现，按阳虚治疗却取得很好的效果；看到咳大量白痰就认为是寒痰，但患者尚有舌暗红而脉弦的表现，按肝阳上亢治疗则取效。因而要整体分析，注意一因多果、多因一果和多因多果问题。

老子在《道德经·第四十二章》言："道生一，一生二，二生三，三生万物，万物负阴而抱阳，冲气以为和。"笔者理解的负阴抱阳是为互根互存，处于运动状态则具冲和之气。因此，阴的状态、阳的状态、阴阳互动的状态，三点决定整体的状态。就疾病状态而言，三点具体表现在时空、病因、基础状况方面。所谓时空就是指任何疾病必然是在一定的时间和空间内发生的，确定时空是认识状态的前提，时空也是宇宙万事万物相互联系的纽带，"天人合一"就是讲人与宇宙的时空联系。泛而言之，天人合一是指自然环境天体运行与人体状态息息相关的一种联系；详而言之，具体在人的健康与疾病状态中时，自然环境对其产生的影响和作用都有实实在在的具体内容。如春、夏、秋、冬四季的人体状态确有不同，正如《黄帝内经》所言"春三月，此谓发陈""春脉如弦""夏三月，此谓蕃秀""夏脉如钩""秋三月，此谓容平""秋脉如浮""冬三月，此谓闭藏""冬脉如营"。

所谓病因，是指任何疾病的发生总是有一个主导的病因在起作用，病因可能是特异性的，也可能是非特异性的，或为内因，或为外因，或为不内外因，甚至是未知的。基础状况主要是指在疾病发生时，患者的一般状况，包括体质的高矮胖瘦、营养、精神情致、劳逸、有无基础疾病等。这就是说，三个基本点决定一个状态，其中每一个基本点又包括若干要素，认识状态就要从这三个基本点出发，临床中只要抓住这三个基本点就能迅速把握疾病的本质状态。

五、临床中识别状态的基本方法

前文从信息的角度和状态的要素方面论述了识别状态的一般性原则，临床需将原则具体化，以下是识别人体状态的具体方法。

（一）根据时令气候来认识状态

如春季为升发之季，肝木主气，素体阴虚者，肝阳易于萌动而易亢盛，春脉自弦，但应弦而柔和，如弦硬、弦大者，治疗当须平肝。夏季阳气浮越于外，脉当洪大，而反沉细者，多为正气不足；阴雨季节容易感受寒湿，秋季易感燥邪，冬令寒邪易侵。

（二）根据所处环境来认识状态

如冬季居于北方，若取暖设施不备而患关节痛者，多为寒邪所致；如室内供暖充足，则可形成燥热；夏季处于空调环境下可形成寒湿状态。

（三）根据患者的体质来认识状态

在相同的环境下，感受同样的风邪，素体阳虚者表现为风寒之证，而素体阴虚者可以表现为风燥之证。体质是构成状态的基础因素，状态是在特定的体质基础上形成的，了解患者平素的体质，对于状态的判定具有非常重要的价值。

（四）根据生活起居、饮食习惯来判定状态

喜欢熬夜的人多见舌质暗淡，易形成脾气虚、阴虚血瘀的状态；喜欢饮冷者，舌苔多白腻，易形成寒湿状态；嗜食肥甘者，舌苔多厚腻，形体肥胖，易形成湿盛而气虚状态；嗜酒者舌苔黄腻，易成湿热状态；嗜食辛辣者，易形成燥热状态。

（五）根据情志来判定状态

情志能影响气血的运行，有易郁者，有易怒者，有易悲者，有易狂者，种种性情可以形成不同的状态。

（六）根据经络及耳穴的测定来判定状态

《灵枢·经别》云："夫十二经脉者，人之所以生，病之所以成，人之所以治，病之所以起。"经络既是人体组织结构的组成部分，又是人体机能联络、调节和反应、调控的机能系统，经络与人体状态的形成与调节有着密切的关系，根据经络的盈虚通滞可以判定人体状态。所以临床医生应该通过对体表经络腧穴的测定，判定何经发生病变，作为治疗的参考依据，由经气运行迟缓或欠通畅导致的疾病，可以通过针刺的方法予以调整。

临床中一定要重视对经络的诊查，重视症状、体征与经络的联系。而耳穴的变化可以反映人体状态，笔者通过大量的临床观察发现，耳穴探测到的信息与中医临床辨证结果有高度的一致性。对于难以确定脏腑病位的疾病，通过耳穴探测病变的部位，对判定状态具有重要价值。

（七）重视所服药物对状态的影响

以往人们只认识到中药对人体的影响，过服寒凉损伤阳气，嗜用温燥易动火伤津，多用滋腻则碍湿生痰。而对于西药对人体的影响重视不够，事实上西药对人体的影响非常明显，如长期用激素者舌红胖，静脉输液较多者苔水滑。如果忽视这些，对状态的判定就难以准确。

总之，状态的判定要求医者尽可能掌握全面的信息，而且对各种信息进行综合，从整体的角度来认识脏腑的生理功能、病理演变，而不能单纯根据诊断学的方法片面地判定状态。

六、针对状态的整体系统治疗

认识疾病是治疗疾病的前提，由于认识的层次不同，治疗疾病也就可以分为很多层次，如对症治疗、对因治疗、辨证治疗、抓住主要矛盾治疗等。各种层次的治疗都有一定的适用范围和局限性，对症治疗即针对症状治疗，如头痛用川芎、失眠用酸枣仁、便秘用大黄，被认为是低层次的治疗，没有详细分析症状产生的根本原因，治标不治本，但标急时应用就很有价值，如急腹症的急下通腑等。对因治疗就是针对造成疾病的原因来治疗，但这种理想化的治疗有时难以进行，因为还有许多疾病难以找到确切病因，即所谓不明原因疾病。辨证治疗被认为是中医学的基本特色，这是当前公认的中医学较好的治疗方法，那么还有没有更好的治疗方法呢？笔者在20年前完成博士论文的时候认识到，什么证候用什么方药是相对恒定的，虽有历史年代的差异，也不可能否认这一点。时至今日，笔者认识到这句话只说对了一半。证候较为单一时，有什么证候就用什么药是正确的，但当证候表现错综复杂时，用僵化的药证相对方法就难以取得满意的疗效，必须用整体状态分析法。在临床上，见到患者头晕、耳鸣，心悸，四肢无力，腰膝酸软，腹泻便溏，舌淡胖，脉缓略滑双尺无力。按照辨证论治原则，这是典型的脾肾两虚，用补脾肾的方药治疗肯定会有一定的疗效；但发现患者耳壳青筋显露，耳穴探查三焦有强烈反应，询问后知患者有气郁的病史，因而判定患者为三焦郁滞，气化失司而致虚，治疗没有用补脾肾之药，而是采用疏达三焦的治法，同样取得了很好的疗效。因而治疗不仅是理论问题，同时也是技术问题。针对状态的整体系统治疗是更高层次的治疗方法。

七、根据状态治疗的基本要求

针对形成状态的病机来治疗是状态治疗的基本原则。每一个状态至少包含三方面的病机，即时空病机、原因病机、基本状况病机，治疗就要针对这三方面的病机来立法处方。其中每一个方面又可能包含若干病机，可见一个状态的病机绝不是单一的，而是一个队列。如此多的病机，治疗时究竟针对哪一条病机治疗才合适呢？这就是选择治疗切入点的问题。首先要对病机进行排序，列出第一病机、第二病机以及潜在病机，明确病机之间的相互联系，找出当前的主导病机，主导病机就是治疗的切入点。例如在多湿的季节和环境，病因有情志抑郁，患者素体偏胖，痰湿体质，目前主要出现脾肾虚的临床表现，同时存在脾肾虚、湿邪留滞、肝郁、三焦不畅的病机，治疗可以补脾肾、利湿、疏肝、舒畅三焦气化，但治疗的重点首先是舒畅三焦气化，而不是补脾肾，这里的脾肾虚是由于脾肾气化障碍所致，而不是脾肾精气原发性的亏虚，因为三焦是脏腑气化的场所、水液代谢的通路，三焦郁滞则水湿不行、气化障碍，用大量补药只能使气机更加壅滞、虚者更虚。此时治疗的切入点就在于"疏化三焦，开通道路"。针对多个病机治疗时，用药的比例如何确定？有的状态没有主导病机，治疗时必须多个病机同时兼顾，但不能将针对多种病机的药物随意堆积，而要根据病机在形成状态中所占的权重确定用药比例。

八、状态调节与角药配伍

所谓角药配伍，就是以三味药物为组合单位的一种药物配伍方法，由于疾病状态的复杂性以及药物自身性味功用限制，单味药或药对配伍有时不能适应临床需要，以三味药组成的角药配伍是一种更为复杂的配伍形式。道生一，一生二，二生三，三生万物，三角形是最稳固的图形，三味药的配伍，呈三足鼎立之势，相辅相成，往往契合临床实际，而收意想不到的配伍效果。

三味药的配伍形式在张仲景方中有大量的使用，如麻黄、连翘、赤小豆；当归、苦参、贝母；麻黄、附子、细辛；茵陈、栀子、大黄；附子、干姜、甘草；瓜蒌、薤白、半夏；黄连、半夏、瓜蒌；大黄、芒硝、甘草；大黄、厚朴、枳实等。孙思邈在《备急千金要方》中也有许多巧妙的配伍，如人参、麦冬、五味子；人参、附子、大黄等。笔者在临床实践中常用黄连、吴茱萸、石斛；紫菀、款冬花、百部；旋覆花、赭石、郁金；知母、贝母、瓜蒌等角药配伍。这种配伍形式弥补了对药的不足，拓展了其使用范围，可以针对更复杂的状态。

举例来说，黄连、吴茱萸、石斛三味角药配伍，黄连、吴茱萸伍用出自《丹溪心法》左金丸，汪昂释曰："此足厥阴药也，肝实则痛，心为肝之子，实则泻其子，故用黄连泻心清火为君，使火不克金，金能制木，则肝木平矣；吴茱萸辛热，能入厥阴，行气解郁，又能引热下行，故以为反佐，一寒一热，寒者正治，热者从治，故相济以立功也。肝居于左，肺居于右，左金者谓使金令得行于左而平肝也。"左金丸功能清泻肝火、和胃降逆制酸，适用于肝郁化火、肝胃失和所致胁肋灼痛、呃逆吞酸等症。然而，临证中常发现，黄连苦寒，苦燥；吴茱萸辛温，热燥，二者俱有伤胃阴之虞。石斛甘寒，功擅养胃阴、生津液、清虚热、止烦渴。左金丸中配伍石斛，甘缓滋润以制黄连、吴茱萸之燥，并可润养胃阴。石斛配入既弥补吴茱萸、黄连不足，又拓展适用范围，三药相辅相成，突显角药格局，寓意颇深。黄连、吴茱萸、石斛角药配伍于临证中极为常用，适用于肝郁化火犯胃，而又有胃阴伤的状态。

从状态的角度出发更容易理解角药配伍的作用与价值，因为状态是由三个基本点决定的，每一个疾病状态都可以找到三个基本病机，则状态的调节必须针对三个基本病机来设计药物。仍以黄连、吴茱萸、石斛针对的状态为例，肝郁是初始病机，化火犯胃是当前的主要病机，伤阴是继发或潜在的病机，治疗就要同时针对郁、火、伤阴来用药。可见角药配伍是与状态调节相适应的一种配伍形式。

九、综合施治是最佳选择

疾病的形成是一个复杂的过程，是多因素参与的结果，治疗就应该用多种方法综合施治。中医很早就开始用复方，复方治病就是综合治疗的典范。例如治疗外感风寒，表证已去十之八九，惟余咳嗽的止嗽散，方中用桔梗、白前宣肺祛痰，紫菀、百部温润止咳，陈皮、甘草利气调中，荆芥解表，方中既有消除病因的解表药，又有通调津气对症治疗的止咳祛痰药，还有调理脏腑宣降功能的药物，诸药合理配伍，法度谨严。应用此方必须把握好表邪仅存一二的状态，如表邪仍多则需加强解表的力量，否则难以奏效。

针对状态的综合治疗包括言语疏导、中药、针灸、拔罐、耳穴贴压、推拿，乃至西医疗法，只要有利于对状态的调整，皆可据其适应证而选用。如状态以经络不通为主，可以选用针刺的方法以疏通经络；新感风寒之邪尚未深入，选用拔罐法以祛邪。

左侧竖排书名：咳嗽从状态论治

笔者曾用中药配合低剂量（低于常规治疗的有效剂量）放疗治疗骨化性肌炎，取得一定效果，所谓师其法而不泥其方，因为治疗目的是只想挫伤亢奋的生长态势，而不欲伤及正气。若要正确应用综合疗法，既要把握好状态的度，还要掌握各种疗法的作用机理以及作用力度。

十、具体治法要根据现场状态来确定

现行的教科书将一个病分为若干证型来治疗，这仅仅是为了教学方便而选出的典型情况。在实际的临床工作中，不能预先设定几种治法，这样做就容易犯主观认识与客观实际不符合的错误。

笔者曾用疏化三焦法治疗一例狼疮性肾炎引起的顽固性水肿：患者，女，39岁。主因"乏力8年，双手雷诺现象6年伴全身浮肿1个月"入院，在某西医院用各种利尿剂及激素治疗均无显效，症见全身浮肿，双下肢按之如泥，卧床不起，失眠，心悸，大便不畅，口唇淡暗，舌淡红，苔水滑，脉弦细。患者的状态：唇舌淡而脉细知其血虚，二便不利、苔水滑系气不化水，三焦不通，气不流津，水气泛溢。患者正气已虚，峻逐、发汗皆非所宜，故用柴桂剂合扶正药疏利三焦、化气行水。二诊时浮肿明显减轻，已能下床行走，后完全治愈。不见到患者，这样的方法是想不出来的，许多初学中医学的人总喜欢问某病该怎么治，有几种治法？但法无定法，要根据具体的情况，通过细致的状态分析，由具体状态而决定治法。这样的治法既有很强的针对性，也有较好的整体性。

参考文献

[1] 许国志. 系统科学. 上海：上海科技教育出版社，2000：27.

[2] 自然辩证法百科全书. 北京：中国大百科全书出版社，1995：641.

[3] 姜良铎. 人体状态医学的内涵与外延初探. 中医药学刊，2005，23(1)：9-13.

[4] 钱学森. 论人体科学. 北京：人民军医出版社，1988：184.

[5] 马建平. 状态波与中医学理论探索.云南中医学院学报，2004，27(3)：28-30.

[6] 刘承，张晓梅. 姜良铎教授从状态论治举隅.中医药学刊，2007，25(1)：25-26.

第二节　象思维与咳嗽状态辨识

　　王树人教授是当代中国象思维研究创始人，他首次提出了"象思维"的概念，其核心观点：象思维正是借助象的流动与转化，以达到与大宇宙整体之象或"道"一体相通的"把握"。正如梁永林等总结的：象思维是指运用带有直观、形象、感性的图像、符号等象工具来揭示认知世界的本质规律，从而构建宇宙统一模式的思维方式。

　　王树人认为，中国传统文化中的"象"包含外在感知之象、内在感知之象等多种层次之象。象思维正是借助象的流动与转化，达到"象以尽意"，实现"天人合一""天人相通"的。如《周易·系辞上》的"见乃为之象""圣人立象以尽意"。

中医学是传统文化的硕果之一，传统中医学的理论源头其本质就是象思维，而以五脏为核心的藏象学说正是象思维的具体应用。本节意在借用象思维，讨论其如何指导咳嗽状态的辨识。

一、象思维与咳嗽状态如何关联

象思维立论的理论核心正是中国传统文化的"天人合一"观。中医学的四时阴阳五脏统一的藏象学说正是建立在天人合一的基础上，二者本源于一体。

按照系统学理论，人体是开放的复杂巨系统，这与天人合一思想不矛盾。健康和疾病正是人体系统所处状况的表现，即健康状态和疾病状态。理想的健康状态（身和心）就是天人合一状态，即健康的最高境界。而疾病状态则是天人相感而非合一的状态。中医治病养生的基本方法是辨证论治，辨证论治的过程其实就是辨状态和调状态的过程，中医的"证"即系统的"状态"，辨证就是辨状态。如何识别状态？收集信息，四诊合参。传统中医学可用"候"一字概之（候从名为征兆，从动为探测、收集，巢氏《诸病源候论》可谓集大成者），象思维则可用表象、意象来释之。

咳嗽是一种病证，也是一种状态。咳嗽状态的形成无外内外相感，脏腑相关。由内外而别，可分外感和内伤；从脏腑相关而言，则"五脏六腑皆令人咳，非独于肺也"。按照象思维理论，咳嗽症状就是一种象，属"表象"，医者观"象"存"意"，则可形成病机上的"意象"咳嗽，如属风寒外感咳嗽，还是痰湿内伤咳嗽，从而指导治疗。不难看出，天人合一的象思维观与咳嗽状态具有密切关联，用象思维指导咳嗽状态的辨识具有实用意义。

二、"象思维"如何指导咳嗽状态的辨识

简而言之，观咳嗽之象，当察咳嗽之因象、伴象，听咳嗽之声象，望咳嗽之痰象、舌象，按咳嗽之脉象。分别简述如下：

（一）因象

所谓因象，是指引发咳嗽的原因象，包含天、地、人相关因素，一般需医者问诊得来。从因果关系看，咳嗽是病证，属果，相关触发条件或加重因素则属因，虽有内外之别，常表现内外相感（天人相感），其表现即"因象"。因象是天人相感的重要反映。咳嗽常见因象如下：

与四季时间相关因象：如季节、时辰。

四季：春咳、夏咳、秋咳、冬咳。

时辰：晨咳、白日咳、睡前咳、夜咳。

与气候环境相关因象：六气与六淫、空调环境、污染环境等。

六气与六淫：吹风咳、受寒咳、伤燥咳、空调咳等。

环境毒邪：油烟咳、香烟咳、雾霾咳、废气咳、尾气咳等。

与饮食相关因象：酒咳（红酒咳与白酒咳）、辛辣咳、甜食咳、冷饮咳、饱食咳等。

与人体起居活动相关因象：说话咳、大笑咳、进食咳、躺下咳、运动咳等。

咳嗽"因象"如何转为医者的"意象"？基本思维是天人

相感，在"三因制宜"的基础上实现天人相感的"象思维"。具体而言，即从取类比象和同气相求入手。举例而言：与风性类似的因象，其意象多归为风咳（当然有外风、内风之别）。如说话多或大笑，或咽痒或气上冲而咳，此因象发生一方面与气流（风的一种表现）直接相关，故属风，其症如风性善变，突发突止，性类似风，故中医即视此类因象为意象之风咳。

（二）声象

声象即咳声象，需医者闻之而得。俗话说，听声要听音。声为表象，音为意象，音本无声，是声背后隐藏的意义，即意象。正如《道德经》曰："大音希声。"咳声为表象，是医者闻之即知。有经验的医者，闻声即知患者咳之部位深浅或咳之病性虚实。具体声象不便用文字表达，当在临证实践中感悟。初浅的经验，听患者咳声，即可知患者痰之有无；咳发于鼻咽，还是气管；是鼻后滴漏咳，还是心理性清嗓的心因咳等。

（三）伴象

伴象即咳嗽时关联伴随象，需医者问之而得。如咳时伴呕吐，咳时伴胁痛，咳时伴头晕，咳时伴小便失禁，咳时伴满面通红，咳时伴气往上冲感等。一些咳嗽伴象，常直接意象为脏腑相关咳，如《素问·咳论》中关于五脏咳及六腑咳相关论述。这些伴象有助于医者认清患者咳嗽状态的形成机制，不同医家常有自己的经验性意象认识，值得医家重视。如笔者认为阵咳导致满脸通红一定与肝阳上亢（或肝火上炎）以及胃火不降有关，临证治疗伍用平阳降火之法，可提高疗效；如咳时觉后背冰凉一团，则多与阳虚督脉不通有关，临证或采用温灸或拔罐大椎、肺俞穴等相关，或中药伍用川椒、桂枝等通阳之品，往往可取速效。

（四）痰象

按照象思维观，痰象可分痰之表象和痰之意象。痰之表象可从颜色观之，由黏稠稀薄观之，由量之多少观之，由咳痰难易观之，由饮食寒热等诱因而观之。痰之意象，由医者观表象后察觉出其中隐含的病理之势或病理之机等形成的有辨证意义的象，如辨识为寒痰、热痰、风痰、燥痰、伏痰等意象。

表象属直观症状，一目了然；意象则包含了隐藏不显之机、之候，提示痰之病机，与治法相关，因此十分重要。如表象为白痰，多数情况下，当属寒痰、湿痰之意象，但不少情况，白痰实为热痰之意象。如外感化热变黄之前的白稠痰，燥邪灼津后的难咳之白黏痰则可属此列。另一种情况，患者咳痰之表象为黄痰，一般都会把黄痰辨为热痰之意象，但一些肺络张患者晨起先黄后白之痰，此仅有一两口黄痰，可以不是热痰之意象，湿痰之意象可能才是正解，临证当综合患者整体情况而定。因此，意象的意义远大于表象，临证意象不清，则辨证不明，当然疗效不尽如意亦可预见。

（五）舌象

舌象是医者认识患者及疾病本质的重要"象"信息，是形成疾病"意象"的核心依据之一，无论是外感病，还是内伤病。正如曹炳章《辨舌指南》云："辨舌质可辨脏腑的虚实，视舌苔可察六淫之浅深。"亦如吴坤安说："病之经络脏腑，营卫气血，表里阴阳，寒热虚实皆形于舌。"

望舌是中医辨证的基本功之一，因其直观可见，易描述，一般意象指示较明确。下面就如何应用舌的象思维指导咳嗽状态识别，谈一谈笔者的经验。

舌象亦分表象和意象。表象先分看舌苔象、舌质象、舌络象，再细看苔之颜色象、厚薄象、分布象等；质之颜色象、胖瘦象、老嫩象等；络之颜色象、通滞象等。临证将表象转为意象，用天人相感思维指导，在参考中医舌诊各象之辨证意义的基础上，结合具体病症转化而得。

医者观舌象当从天人一体入手。象由心生，此心为观者（医者）之心。《易经》说"见乃为之象""立象以尽意"。此"见"可理解为感之意，有感即有象（表象）；立象经尽意（意象）。舌之表象是天人相感的直观表现，舌之意象则是天人合一所提示的机制体现。因此，医者观舌象，必须把患者放在他与天地相感的大环境中来观察，即了解患者的时空背景舌象。背景舌象受外环境和内环境的影响，前者如患者生活所处的地域、季节、时辰因素等对其舌象的影响，后者是指患者年龄、饮食、活动状态等对舌象的影响。医者当先把握患者的背景舌象，再分析叠加疾病本身对其的影响，而形成医者所察之象。

举例说明：

一位70岁男性，长年居住在广州，已诊断为慢性支气管炎合并肺气肿5年，于12月1日上午（晴，气温22℃）因感冒后咳嗽加重3天来就诊。医者观其舌象，必须用天人一体思维来观象立意。如果医者熟悉该患者，知其平时稳定无发病时舌象，再对比今外感咳嗽时舌象，则心中了然，其舌之意象多无偏差。如医者属首次诊治该患者，则当利用自己长年舌诊积累的经验，将今观之舌象，放在时空环境中，辨其背景舌象及相互关联，分析出舌之意象。这个过程说来话长，临证医者观象立意则可能只是一刹那，尽在医者意会中。

如上述患者，诊时观其舌之表象为淡暗舌，薄黄白腻苔，舌下脉络迂曲，对照平时舌象为偏暗舌，薄白偏腻苔，舌下脉络迂曲，医者对其舌之意象即了然在胸，可有效地指导本次咳嗽状态的识别。如医者初次接诊患者，观其舌象，还当还原到患者所生活的时空环境中去分析年龄、长期吸烟对背景舌象的影响，分析当寒反暖的反常天气对患者身体状态及疾病发展的影响等，分析出舌之表象所包含的隐藏信息，从而得出更准确的舌之意象。

（六）脉象

脉象对中医辨证的重要性勿庸置疑，正如《灵枢》所言："经脉者，所以能决生死处百病，调虚实，不可不通。"《素问·阴阳应象大论》又说："善诊者察色按脉……观权衡规矩而知病所主，按尺寸观浮沉滑涩而知病所生以治。"脉诊虽重要，如何有效运用却难点不少，争议也不少。因为脉诊最难标准化，脉之表象医者已较难把握，其意象更是仁者见仁、智者见智，往往只可意会，不可言传。

脉之表象是医者用手指触觉感知患者脉搏的形象，基本内容包括脉搏显现部位的深浅、速率的快慢、强度的大小、节律的均匀与否等。如何实现脉诊触感之表象转为有辨证意义的意象，是一个难题。笔者以为，医者在心中须建立一个标尺（参照体系），建立标尺的基本方法是"知常达变"法。当知其常（平脉），通其变（病脉）。通过对比触感常人和病人的脉象，多多实践，用心体会，确立平脉与病脉区别的标尺。这里的对比，同样要放在天人一体的思维下进行，在同一地域、同一季节、同一时辰，对比相同性别、年龄相当、活动状态相似的常人脉象与患者脉象。医者需明白，不同地域（东、西、南、北、中）、不同季节（春、夏、秋、冬）、不同时辰

（旦、昼、夕、夜）、不同年龄、不同性别、不同活动状态、不同生理期（尤其是女性）的平脉是有差别的，如春弦、夏洪、秋毛、冬石之意。医者还当理解，临证有人病脉不病（平脉）、脉病（异常）人不病的特殊情况。

脉诊可参考周学霆的《三指禅》。周氏据《黄帝内经》平人定病脉论，以缓脉（平脉）为诀，建立浮、沉、迟、数为纲，以微、细、虚、实等11脉对为目的脉象系统，可谓言简而意明。

下面简要谈谈脉象如何指导咳嗽状态的识别。

一般咳嗽，脉象相对于前面的因象、声象、痰象和舌象而言，指导意义相对有限，但亦不可不重视。基本原则是"有者求之，无者求之"。即重视反常脉象情况，思考脉象不当有而有、当有却无的意义。重点从脉象浮沉对比、弦滑对比、虚实对比、寸尺对比、左右对比等入手。如咳嗽状态识别，须重视气机的升降出入。咳嗽的表象病机为肺气上逆，不同患者导致肺气上逆的机制则可不同，或因邪气干肺，或因肺虚不敛，或因肝气上逆，或因肾不纳气，或因三焦枢机不利等。如外感新咳患者，脉不当弦而弦，当注意其肝气上逆的病机；久咳患者脉不当弦而弦，当注意其三焦枢机不利的问题（如唐容川仿仲景小柴胡加减治三焦咳法）。

三、小结

总之，运用象思维指导咳嗽状态的识别，就是医者综合望闻问切所获得的咳嗽患者的因象、声象、伴象、痰象、舌象、脉象等表象，放在天人一体的背景下，转化为证（状态）之意象，从而指导临床辨治。

参考文献

[1] 王树人，喻柏林.论"象"与"象思维".中国社会科学，1998(4)：38-48.

[2] 梁永林，刘稼，李兰珍，等.象思维是中医理论的思维方式.中国中医药报，2010-11-01(003).

[3] 钱学森，于景元，戴汝为．一个科学新领域—开放的复杂巨系统(包括社会系统)及其方法论．自然杂志，1990，13(1)：1-5.

第三节　咳嗽话痰

临床论治咳嗽，离不开痰的辨识和治疗。本节就此展开简要论述。

一、咳、嗽和痰的关系

（一）咳与嗽的关系

咳嗽有咳和嗽之分，或分而论之，或并而治之。前人或分咳与嗽，或咳嗽合称而论治，今人常咳嗽不分而并称。总之，二者密切相关。从临床症状来看，咳则有声不必有痰，嗽必因痰可无声。故咳未必嗽，嗽必并咳。从病机而言，咳因邪气干肺或气机失衡，肺气上逆而作。嗽则因痰而作，无痰不嗽。

（二）咳嗽与痰的关系

中医学认为痰有狭义之痰和广义之痰之分。狭义之痰多指肺部渗出物质和呼吸道的分泌物，因咳而出。此属有形之痰，或称为外痰。广义之痰是机体气机郁滞或阳气衰微，肺、脾、肾三焦等脏腑不能正常地运化津液，体液蕴结或分布异常而成，此蕴于内而不得现，或有形或无形，又称为内痰。本节讨论之痰，偏于狭义有形之痰。有形之痰阻于气道，影响肺之宣降，肺气上逆则咳作，即因痰作咳；但咳不必皆因于痰，其他内外之邪或脏腑气机失衡，皆可引发肺气上逆而咳，故咳不必因痰而作。嗽必并有咳，因嗽为排痰而起，排痰顺畅而咳轻声微不显而已。

二、咳嗽辨痰思路

（一）辨痰先识痰

何为痰？西医学认为，正常支气管黏膜腺体和杯状细胞只分泌少量黏液，使呼吸道黏膜保持湿润。当咽、喉、气管、支气管或肺部因各种原因（微生物性、物理性、化学性、过敏性）使黏膜或肺泡充血、水肿、毛细血管通透性增高和腺体分泌增多，渗出物（含红细胞、白细胞、巨噬细胞、纤维蛋白等）与黏液、浆液、吸入的尘埃和某些组织破坏产物，一起混合成痰。此外，在肺淤血和肺水肿时，因毛细血管通透性增高，肺泡和小支气管内有不同程度的浆液漏出，也会引起咳痰，肺水肿时咳痰常呈粉红色泡沫状。中医学认为，痰饮与津液同源，均为水谷所化，生理所化则为津液，如"饮入于胃，游溢精气，上输于脾，脾气散精，上归于肺，通调水道，下输膀胱，水精四布，五经并行"（《素问·经脉别论》）所言。病理所化则为痰饮，因"饮食乖度""将适失宜""外邪干犯""血脉窒塞"等因素所致（《诸病源候论》）。概而言之，痰饮是人体脏腑功能失调、水谷津液运化失常的产物，同肺、脾、肾及三焦关系密切。

（二）辨痰先识象（痰象）

按照象思维观，痰象可分痰之表象和痰之意象。痰之表象可从颜色观之，由黏稠稀薄观之，由量之多少观之，由咳痰难易观之，由饮食寒热等诱因而观之。痰之意象，由医者观表象后察觉出其中隐含的病理之势或病理之机等形成的有辨证意义的象，如辨识为寒痰、热痰、风痰、燥痰、伏痰等意象。

表象属直观症状，一目了然；意象则包含了隐藏不显之机、之候，提示痰之病机，与治法相关，因此十分重要。如表象为白痰，多数情况下，当属寒痰、湿痰之意象。但不少情况下，白痰实为热痰之意象，如外感化热变黄之前的白稠痰，燥邪灼津后的难咳之白黏痰则可属此列。另一种情况，患者咳痰之表象为黄痰，一般都会把黄痰辨为热痰之意象，但一些肺络张患者晨起先黄后白之痰，此仅有一两口黄痰，可以不是热痰之意象，湿痰之意象可能才是正解，临证当综合患者整体情况而定。因此，意象的意义远大于表象，临证意象不清，则辨证不明，当然疗效不尽如意亦可预见。

如何提升辨痰之准确性，当从识痰之病机入手。由于痰病的复杂性，本节也仅讨论咳嗽相关有形之痰的病机。先从前人辨痰治痰的经验开始。

1. 由候入手

此法当学巢元方。巢氏在《诸病源候论·痰饮病诸候》中，论述了"热痰候""冷痰候""痰结实候"等证候类型。如"热痰候"谓："热者，谓饮水浆结积所生也，言阴阳否隔，上焦生热，热气与痰水相搏，聚而不散，故令身体虚热，逆害饮食，头面噏噏而热，故云热痰也。"其实，此"候"，即可理解为《易经》象思维在中医学中的具体直观应用，可在诸候中领会意象之意。

2. 由机入手

一般而言，总结前人经验，可据根据痰源于肾，动于脾，贮于肺，与三焦相关之说进行分析。正所谓"脾为生痰之源，肺为贮痰之器"之说。临证辨内伤之痰当辨其源于脾肾之虚，或是肺三焦水道不调的不同。

痰之寒热意象，可参考领悟赵献可精辟之说："盖痰者……原非人身所有，非水泛为痰，则水沸为痰。"（《医贯》）

一些医家独辟蹊径，亦可参考。如朱丹溪论痰，重视痰瘀相关。首创"痰夹瘀血，遂成窠囊"之说，注重痰瘀同治。元代医家王珪提出"素禀痰证""素抱痰疾"之说值得玩味。其谓："味痰者，因饮食酒醪厚味而唾痰也。气痰者，因事逆意而然也。热痰者，因饮食辛辣、烧炙煎煿、重厚褥及无时郁勃而然也。寒痰者，因冲冒风凉不节之气而然也。风痰者，因感风而发，或风热怫郁而然也。此皆素抱痰疾，因风、寒、气、热、味而喘咯咳唾，非别有此五种之痰。"（《泰定养生主论》）

3. 由治入手

（1）古人治痰首重脾胃

此观点之代表首推朱丹溪，其治痰以二陈汤为基本方。属湿痰，加苍、白术类；属热痰，加青黛、黄芩、黄连类；属寒痰，直用二陈类；属风痰，加南星、白附类；属老痰，加海石、瓜蒌类；属食积痰，加神曲、麦芽类。并提出"痰在胁下，非白芥子不能达；痰在皮里膜外，非竹沥、姜汁不可达；

痰在四肢非竹沥不开，痰结在咽喉中，燥不能出入，用化痰药加咸药软坚之味"（《丹溪心法》）。

（2）治痰重视气机

此观点之代表有严用和，其谓"人之气道贵乎顺，顺则津液流通，决无痰饮之患"。在治疗上主张"不若顺气为先，分导次之"。治痰以"导痰汤""二生丸"等。（《严氏济生方》）

此外还有：喻嘉言创清燥救肺汤治燥痰（医门法律）；张景岳用金水六君煎治痰动于肾（景岳全书）；王珪研制"滚痰丸"治实热老痰、顽痰怪症〔《泰定养生主论》：制大黄（酒蒸）、黄芩（酒洗）各八两、焰硝煅青礞石一两、沉香五钱〕。

这些治法和方药也可反推，以助对痰的辨识。

三、痰的基本治疗思路

临证治痰，明·王应震所言"见痰休治痰"可谓痰治疗最紧要之处。痰既是水液精微所化之病理产物，又成为新的致病因素。咳嗽治痰，当循两个原则：欲生之痰当"正本清源"以治本；已生之痰当有痰必排为治标。治本之法当内外有别，内从调理脏腑功能入手，外从祛邪处着力。治标之法针对已生之痰，当化之、排之。

治本之法：因虚生痰者当调补肺、脾、肾，并注意畅通三焦气机；因邪生痰者，需给邪以出路，或温，或清，或润，必辅以宣降气机之法，方易建功。临床可参照前贤今人诸多法则、方药为用，本节不详细展开。

治标之法：当针对湿痰、寒痰、热痰、燥痰、风痰等不

咳嗽从状态论治

同而化之、排之。下列为经验之谈：如燥湿化痰，用法半夏、橘红、皂角（此类药使痰的渗出减少）等；温肺化痰，用鹅管石等；清气化痰，用海浮石等；散结化痰，用象贝母等；清热化痰，用黄芩、天竺黄、胆南星等；利（清）肺化痰，用牛蒡子、虎杖、全瓜蒌等；温润化痰，用紫菀、款冬花等；凉润化痰，用川贝母、竹沥水等；降气化痰，用苏子等；解毒化痰，用生甘草等；化皮里膜外之痰，用白芥子等；刺激性排痰，用远志（增强痰的分泌）等。

四、痰复杂状态的处理

临床上，还可见一些痰的复杂状态，如寒热并存状态、湿燥并存状态等。针对复杂状态的个体化状态辨识和调节则是最佳路径。

如湿痰燥痰并存状态，临床可见于脾虚肺燥咳嗽之人。脾虚湿痰之体感于秋燥之令，脾湿内伤而肺燥咳嗽，即可出现湿痰与燥痰并存，并可随内外相感而转变状态，或湿为主而兼燥，或燥为主而兼湿，或湿燥并重。临证当在润肺化痰与燥湿化痰中间寻找一个度。如热痰、寒痰并存状态，临床可见于支扩痰热之体复感风寒之邪，既有黄痰、老痰内蕴，又有外感风寒之痰新生，在一定阶段表现出寒痰、热痰错杂，并随病程演变而改变。临证当寒温并调，不同阶段选择与之相适应的配伍和剂量。

总之，如何掌握这些复杂状态，并针对状态寻找在剂量和药物上的最适配伍，是临证不断提升的方向。